なぜ皮膚はかゆくなるのか

菊池 新
Kikuchi Arata

PHP新書

はじめに

最近のかゆみ領域の学問の進歩は目覚ましいものがある。

脳の活動性の局在をMRIなどを用いて調べることが可能になり、皮膚のかゆみ受容体、皮膚から脳までのかゆみの伝達経路なども近年急速に解明されてきた。

私は一九九八年に米国留学を終え、都内で開業して以来、毎日何百人もの患者さんを診察してきた。おもにかゆみを訴えて皮膚科を受診する患者さんの多さは誰よりも実感している。皮膚科外来＝かゆみ外来といっても過言ではないだろう。なぜならかゆみは皮膚にしか起きないのだから。

今回、かゆみについてわかりやすく書いてくれないかという依頼をいただいた。

一口にかゆみといっても、患者さんごとに症状や訴えもさまざまだ。もちろんかゆみの感じ方には個人差があり、薬の効き方も人それぞれで、まじめに治療する人そうでない人などなど、かゆみの治療はなかなか一筋縄ではいかない。

しかしかゆみには、共通したメカニズムや特徴がある。それを理解すれば、今おこなわれている治療のアプローチが正しいのかどうかがわかるだろう。

ステロイド剤に対する正しい認識と使用法、抗ヒスタミン剤の効果的な使い方、その他とっさにかゆみを止めるにはどうしたらいいかなど、かゆみが生じる理由とそれが伝わるメカニズムを理解していれば、おのずと正しい対処法が見えてくるというものだ。

本書では、専門知識がない方にもわかるように丁寧に解説していくつもりだ。

さらに、これまでまったくと言っていいほどわからなかった中枢性のかゆみについても、最新の知見を含めてわかりやすく解説していこうと思う。

特に慢性のかゆみで悩んでいる方にとってお役に立てれば幸いだ。

なぜ皮膚はかゆくなるのか　目次

第三項　「かゆみ」と「痛み」の微妙な関係

第四項　「痛み」は素早く、「かゆみ」はトロい

第五項　「心」がかゆみにおよぼす影響

第六項　掻くとさらにかゆくなるもの

第二章　〝無性に〞かゆくなる皮膚のしくみ

第三章　医者にかかる前に知っておきたい治療法

第四章　かゆみにまつわる実際の症例

挿画　きくちまる子

第一章

かゆみの本能と感覚

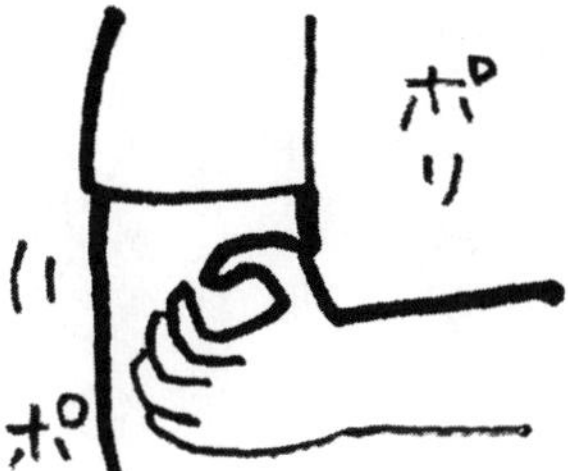

第一項　〝掻くと気持ちいい〟の本能を考える

しくみは、急速に解明されてきている

皮膚がかゆい。そして掻《か》く。気持ちいい。これは誰しもが経験のある感覚だろう。

私たちの皮膚は、さまざまな要因によってかゆみを感じている。

蚊に刺されればかゆい、じんましんが出ればかゆい、水虫で、乾燥肌で、日やけで、しもやけで……。それにアトピー性皮膚炎などのアレルギーや特に理由はないのに、かゆみを感じることもある。猛烈なかゆみに苦しんでいる人は年々増加している。

ではなぜ、人はかゆくなると掻きたくなるのか？

最近では研究が進み、人がかゆみを感じるメカニズムやその治療方法が、飛躍的に解明されてきている。そこからわかってきたことは、かゆみとは、非常に複雑で、厄介であり、同時に面白い感覚であるということだ。

まずはごく簡単に、かゆみの興味深い特性をいくつか挙げてみよう。

なぜ掻くと快感が生まれるのか？

かゆみはヒト特有の感覚というわけでもない。たとえば、犬や猫が後ろ足で首の後ろを掻いている姿はよく見かける。鳥も、くちばしで体をつついたり、羽を激しく動かしたりして、掻くような動作をしている。さらには白点病《はくてんびょう》などに罹《かか》った金魚も、石や砂利に体をこすりつけて掻こうとする。

かゆいという感覚は、さまざまな動物に共通するものであり、ヒトと同じように掻いて解消しようとしていると考えて良いだろう。

しかし、かゆみのしくみが解明されてきたのは近年になってからである。もちろん、ヒトを対象とした研究の結果としてだ。

たとえば、かゆい部分を掻くと気持ちいいことは誰でも知っているが、その脳内メカニズムが解明されたのはごく最近のことである。

二〇一四年、機能的ＭＲＩ（ｆＭＲＩ）という機器を使って、かゆい部分を掻いたときに、「報酬系」と呼ばれる脳の部位（中脳や綿条体《せんじょうたい》）が強く反応していることがわかった。報酬系とは読んで字のごとく、自分が褒美をもらう感覚が起こるときに反応する脳の部位である。つまり、「掻くことはご褒美につながる」と脳が認識しているから、気持ちよくて掻いてしまうのだ。

しかし、たとえばアトピーで長年苦しんでいるような人の中には、掻いて快感を得ることを、体と脳が覚えてしまっている場合がある。そして、かゆくないときでも快感を求めて無意識のうちに掻いてしまい、それによって症状を悪化させ、結果いつまでも治らない……ということもある。

掻いちゃいけない、触っちゃいけないのに、掻けばものすごく気持ちいい。なんとも理不尽な感覚だ。

「掻き壊す」ことで、痛みにすり替える

一方、「痛み」は、「腫れ物に触る」という言葉があるように、「触りたくない感覚」なのである。こうしてみると痛みとかゆみは正反対の感覚だが、実は両者は非常に似通

っている。

子どもの頃、蚊に刺されて腫れたかゆい部分に爪で×をつけて、かゆみから逃れようとした経験はないだろうか？　これは、刺された部分に「痛み」を与えることで、かゆみを感じにくくしようとして取る無意識の行動である。

そう、かゆみとは、痛みを与えることで一時的に忘れられる感覚なのだ。痛みでかゆみから逃れられるというのは、経験的に知っている人も多いだろう。しかし、科学的に裏付けがなされたのは、比較的最近のことである。

皮膚の「痛みレセプター（受容体）」が刺激を受けると、これにつながった神経線維が興奮し「痛みがかゆみを抑制する」ということがわかった。痛みを感じているそのときだけは、一瞬かゆみがなくなったように感じられるということがわかったのだ。

ではなぜ「掻く」のか？

掻くというのは、本能がその原因を取り除こうとして起こす行動である。そして、掻いて掻いて、痛いところまで掻くと、人は掻くのをやめる。掻くことで患部が傷だらけになれば、その傷が痛みに変わるため、かゆみを感じにくくなる。もちろん、これは皮膚にとってマイナスにしかならないことなのだが。

熱いシャワーを浴びると気持ちいい理由

よくアトピーの患者さんが、「患部に熱いシャワーをおもいきりあてると気持ちいいんです」とおっしゃることがあるが、これも同じ理由による。

ヒリヒリするような熱いシャワーを浴びることで、皮膚に痛みを与えて、かゆみを抑えたような感じになっているのだ。全身に無数の爪を立てて掻いているのと同じようなものであるから、たしかにそのときは気持ちいいだろう。

しかしこれは、皮膚科医としては絶対にやめていただきたい方法である。このメカニズムは少し複雑であるため詳しくは第二章で書くが、理由は、「かゆみが消えるどころか、むしろどんどん悪化してしまう」からである。

これは、ただでさえ弱っている皮膚に、軽いヤケドを負わせているようなことになる。それにアトピーのように皮膚が過敏になっている人は、軽い刺激ですら、かゆみとして感じてしまうので（八七ページ）、あとで地獄のような強いかゆみがおとずれることになる。一瞬の快感のために、皮膚にダメージを与えてしまうことは、治療を長引かせることにもなる。

熱いシャワーを浴びるよりも、患部を冷やすようにしてほしい。この理由も後ほど書くが、そのほうがずっと効果的で、実際の治療の役にも立つのだ。

市販のかゆみ止め薬が効くのはなぜか

蚊などの虫に刺されてかゆくなったときに、市販のかゆみ止めを塗る人も多いだろう。大抵の商品は、ミントやハッカなどのメントールが働いて、スーッと気持ちよくなり、かゆみが引いていくように感じられる。実はこれにも同じメカニズムが働いているのだ。

市販のかゆみ止めには、ヒリヒリしたり、スースーしたりする刺激成分が含まれ、それがごく軽い痛みや冷感となって患部を刺激し続ける。手で掻くよりは皮膚へのダメージが少ないので、虫刺されなどの「原因がはっきりしていて、放っておいてもそのうち治ってしまうような症状」には効果的である。自然治癒するまでの間、かゆみを抑えてくれるので、掻いて悪化させることがないのだから。

しかし、かゆみの原因が複雑だったり症状が重かったりする場合、たとえばアトピーの人がこうした刺激のある薬を全身に塗ったら、一時的にスーッとして気持ちいいと感じるかもしれないが、大抵の場合はあとで悪化してしまう。それらにかぶれれば、もちろんかゆみはひどくなり、皮膚の状態はより悪化する。

「塗り薬だから平気だろう」などと思わず、自分の症状をきちんと把握して、適したものを使うようにしたほうがいい。

ちなみに、メントールがかゆみを抑えるのは、皮膚に冷感を感じさせるレセプターを刺激する作用があるからである。こちらも第二章で改めて解説する。

第二項　かゆみは特殊な感覚

かゆみの定義と語源

「かゆみ」は、一六六〇年にドイツの医師ハーフェンレファー（Hafenreffer S）によって、次のように定義された。

「掻きたいという衝動を引き起こす不快な感覚」。つまり、「かゆみ」には「掻きたい」という衝動が必ずついてくる。「かゆみ」と「掻く」はセットというわけだ。

ここで少し、示唆に富んだ話をしよう。「かゆみ」を表す漢字の由来についてである。「かゆみ」を表す漢字には、「瘙」と「痒」がある。

皮膚科の学会では、これを合わせた「瘙痒《そうよう》」という言葉が一般的で、英語の「Itch(ing)」はすべて「瘙痒」と訳されている。最近は「掻痒」と書く漢字変換ソフトも多いがこれは正式な表記ではない。

この「瘙」という字を複数の漢和辞典で調べてみると、「かゆい」「かさぶた」「きずあと」「皮膚病」「疥癬《かいせん》」などいろいろな意味が出てくる。「かゆい」は、そのままかゆみを表し、「かさぶた」と「きずあと」も、怪我の治りかけのあの痛がゆい感じを指していると考えられる。また「皮膚病」は、ヘルペスのように痛みをともなうものもあるにはあるが、湿疹やじんましん、水虫は大抵かゆいものである。そして「疥癬」はダニの一種で、皮膚に寄生して人から人にうつる虫であり、これが寄生すると激しいかゆみに悩まされることになる。つまり「瘙」とは、かゆいこと自体を表している字といってもいいだろう。

かゆみとセットの「搔く」にも目を向けてみたい。

「搔」の意味は「引っ搔く」。かゆいところをガリッとやることだ。また、「搔き取る」といった、何かを取り除くためにする行為の意味も含まれる。

さてこの「瘙」と「搔」には、どちらにも「蚤《のみ》」が入っている。「蚤」がやまいだれの中に入れば「瘙」で、かゆいことを意味し、てへんが付けば「搔」で、それを手で取り除くことを意味する。

おそらく昔の人にとって一番わかりやすいかゆみの原因が、蚤などの虫だったのだろう。虫に刺されたり、虫が這ったりしたときのかゆいという感覚から、こうした漢字をつくったのではないだろうか。先ほどの「疥癬」にしても、厳密には蚤ではなくダニだが、皮膚についたり寄生したりする虫という点では同じであるため、疥癬も含めて「蚤」と捉えていたと考えられる。

ここから見えてくるのは、かゆみを表す「瘙」と「掻」の漢字は、「蚤や疥癬などの皮膚につく虫を、かゆいから掻き取って楽にする」ということを示しているということである。

すなわち、元来かゆみとは、虫などによって起こる皮膚の異常を「取り除いてほしい」と知らせてくれるシグナルであると考えられるのだ。

手が届くところだけかゆくなる

では、この「かゆい」という感覚はどこに出るものだろうか？

かゆくなる部位は、決まっている。腕、足、背中、顔、頭、目、鼻の中、耳の穴、陰部など。しかし、腹の中や頭の中はかゆくならない。腹痛、頭痛といった痛みのような、体の内側のかゆみというものは存在しないのだ。実は、かゆくなるのは、皮膚と一部の粘膜だけなのである。

不思議なことに、手の届くところがかゆくなる。届かないようなところはかゆくならないということだ。

なぜそうなっているかはまだわかっていないが、おそらくかゆみを伝達する神経が、外界と直に接しているようなところにだけ分布しているからだろう。だから、喉はかゆくなるけど食道までいくとかゆくならない。陰部も、尿道の先や膣がかゆくなることはあっても、前立腺や子宮はかゆくならないのだ。

言い換えれば、「掻けるところしかかゆくならない」ともいえる。ここでもやはり、「かゆみ」と「掻く」はセットであることがわかるだろう。

「くすぐったい」とかゆみは無関係

「かゆみ」と「痛み」はどちらも生体に外界の異常を知らせる重要な知覚である。では、「かゆみ」とちょっと似た「くすぐったさ」はどういう感覚だろうか?

人はくすぐられると、むずがゆいようなヒヤッとするような、逃れたくなる感覚を受ける。くすぐったさを感じやすいのは、おもに首筋、腋の下、鼠径部《そけいぶ》、足の裏といった、太い動脈が表面を走っているところである。そして、太い動脈がある部分には、自律神経が非常に細かく分布しているため、敏感になっているということがまず挙げられる。

　また、自分自身をくすぐっても、くすぐったさを感じることはないだろう。自分で腋の下をくすぐってみても、なんともないはずだ。それには、小脳が関係している。自分をくすぐっても平気なのは、くすぐられる部位や指の動きが事前にわかっているので、あらかじめ小脳がその動きを予測しているからである。しかし、誰か他人にくすぐられるときは、その動きを小脳が予測できないために、くすぐったく感じるのだ。

　要するに「くすぐったい」とは、「人間にとって非常に重要な部分、生命の危機を引き起こしかねないような部位を、他者に刺激されたときに起こる感覚」ということである。これには触圧覚《しょくあっかく》が関係しているのだが、この感覚はかゆみや痛みとはレセプターも感じる脳の部位もまったく異なっている。

「くすぐったさは、かゆみの軽い感覚」と思っている人がいるが、これは完全な誤解なのである。

第三項　「かゆみ」と「痛み」の微妙な関係

「かゆみは軽い痛みである」は完全な誤解

「かゆみ」と「痛み」は、どちらも生体に対する侵襲を感知し脳に伝えるという目的論的には似た感覚であり、互いに影響しあう感覚であることについては、すでに触れた。そこで、ここでは両者の共通点・類似点と相違点をさらに掘り下げていきたい。

一昔前までは、「痛みの非常に軽い感覚がかゆみである」と捉えられていた。たとえば、「帯状疱疹《たいじょうほうしん》」という病気は、強い痛みをともなうが、治ってくるとかゆくなる。だから、かゆみは痛みの軽い感覚である」という仮説を唱えた人がいた。

また当時は、「感覚を伝える神経線維は、かゆみも痛みも同じものであって、その線維を一秒間に三回刺激すればかゆみになり、一〇回刺激すれば痛みになる」といった解釈もあった。しかしそれはあくまで仮説であり、メカニズムが解明された現在では完全に否定されている。

かゆみと痛みが伝わる線維の種類は、一部は同じであるが、基本的には異なっている。それぞれがどういった線維を通るのか、何が同じで何が違うのかについては、後ほど詳しく解説するが（三三ページ）、同じ神経線維への一秒間あたりの刺激の数が違うだけという理解は誤りであり、原則としてかゆみと痛みを伝える線維は別のものである、という点を押さえておきたい。

先に挙げた帯状疱疹の例でいうと、痛みがあるときに、痛みの神経線維とともに、かゆみの神経線維も同時に刺激されている。

つまり、本当は痛みもかゆみも同時に存在するのだが、痛みが強いためにかゆみは抑制されていただけ。それが治っていく過程で痛みが治まると、それまで抑制されていたかゆみのほうを感じるようになっただけのことである。

かゆみと痛みは伝達経路など似ている部分も多いが、そのメカニズムをたどれば著しく異なっている。この二つは、似て非なる関係なのだ。

かゆみの伝わり方は一種類のみ

痛みの感じ方にはいくつか種類がある。

包丁などで手を切ったときに瞬間的に走る鋭い痛み、胃が弱っているときに感じるじわじわした鈍痛。これらは実際に、伝達する神経線維からして異なっている。つまり、鋭い痛みと鈍い痛みは、それぞれ別の線維によって伝わるため、痛みには種類があるといえる。

これに対してかゆみは、C線維という一種類の線維でしか伝わらないことがわかっている。つまり、種類がないのだ。

かゆみはいつも、じわじわとおとずれる。「なんだかかゆい。かゆくてたまらない」。これがかゆみの感じ方であり、包丁で手を切ったときに瞬時におとずれるあの鋭く速い痛みのように、虫に刺されたからといって瞬時に伝わる速いかゆみというのは存在しない。

しかし強弱の違いはある。これは、同じC線維を伝わるパルス（信号）が大きいか小さいかの違いによって起こっているだけだ。また、全身がかゆいときと局所がかゆいときとで、感じ方が違うように思える場合もあるだろう。しかしこれも、範囲や強さの違いであって、かゆみの質としては同じものである。

今後研究が進んでいけば、新たな発見の可能性もあるが、少なくとも現段階では、「かゆみの伝わり方に種類はない」とされている。

しかし「痛がゆい」という感覚は存在する。これは単純に、痛みとかゆみが同時に伝わっている状態である。痛みとかゆみの異なる線維が同時に刺激されて、そのパルスが脳に到達しているのであり、別の種類のかゆみというわけではない。

かゆみと痛みでは、原因物質が違う

かゆみの原因物質として第一に挙げられるのが「ヒスタミン」である。

ヒスタミンは、全身の組織内に存在しているアミンの一種である。「かゆみの話はヒスタミンの話」といっても過言ではないほど、かゆみの中心的物質だ。ヒスタミンのほかにも、「インターロイキン２（ＩＬ－２）」や「プロスタグランジン（ＰＧ）」という化学伝達物質などもかゆみに関係している。このほかにもかゆみを悪化させるものはいくつかあるが、詳しくは第二章に書くことにする。

では、痛みの原因物質とは何か？

第一に挙げられるのは「ブラジキニン」である。痛みの原因となる化学物質のナンバーワンはこれだ。ほかにも「プロスタグランジン」「サブスタンスP（Sub−P）」「アセチルコリン（Ach）」などがある。また、唐辛子などに含まれていることで有名な「カプサイシン」や、「酸」も原因物質となる。さらに、物質ではないが「熱」も痛みの主要な原因の一つである。

まず、かゆみと痛みでは、原因物質が異なるということだ。

さらに、痛みはかゆみに比べて原因物質が多い。また、痛みの原因物質は、ブラジキニンが代表格ではあるが、「酸」や「熱」などのほかの原因が影響して痛みが起こることも多い。一方、かゆみの原因物質のメインはヒスタミンであり、それ以外のものはあくまでサブだ。

「プロスタグランジン」は、かゆみ、痛み、両方に登場する。さらに細かく原因をたどれば、ほかにも両者に関わるものがある。とはいえ、原因物質のほとんどが異なっている点から、「かゆみと痛みのそれぞれメインになる原因物質は異なる」といって良いだろう。

脳で感じる部位は似ている

かゆみも痛みも、最終的に感じるのは脳である。そしてどちらも共通する点としては、頭頂葉《とうちょうよう》（頭頂の部分であり、痛みやかゆみのほかに、温度、圧力などの感覚をつかさどっている）、運動前野《うんどうぜんや》、一次運動野《うんどうや》、前頭前野《ぜんとうぜんや》などが反応しているということだ。

どちらも似た知覚であるため、かゆみと痛みは脳内で似た反応を示すのだが、最近になって違った部分が反応していることがわかった。

なぜ最近かというと、痛みと違って純粋なかゆみを実験的に引き起こすということが難しく、純粋なかゆみに対する脳の反応を調べることがこれまでできなかったからだ。しかし、最近になって電気刺激によりかゆみを引き起こすことが可能になったために、こうしたかゆみの大脳生理が解明されたのだ。

二〇〇九年、ｆＭＲＩを用いて電気的なかゆみを与えた場合に、痛み刺激では反応しない「頭頂葉内側部《とうちょうようないそくぶ》楔前部《けつぜんぶ》」という大脳の一部が特異的に反応していることがわかった。この部位が、かゆみを感じる際に重要な働きをしていることが判明したことで、伝達経路だけでなく、脳内の反応においても、「かゆみと痛みは異なる」ということが証明されたことになる。

ちなみに「痛み」では、主に大脳の「二次体性感覚野《たいせいかんかくや》」という部分が反応する。

要するに、かゆみと痛みとでは、脳内で感知するネットワークが少々異なるということである。

第四項　「痛み」は素早く、「かゆみ」はトロい

伝わる神経線維の太さが違う

痛みには、「速く鋭い痛み」と「遅く鈍い痛み」があるが、かゆみの伝わり方は一種

類しかなく、じわじわとゆっくり伝わってくるのがかゆみであり、強弱はあっても、「速く鋭い痛み」に相当するような「かゆみ」は存在しない。

ではなぜこのような違いが生じているのだろうか？

それには、かゆみや痛みを伝える「神経線維」の違いが関係している。

皮膚が受けた刺激は、神経線維によって、脊髄から脳へ伝えられる。神経線維には、脳からの指令を伝え、実際の行動に移させる運動神経、視覚や聴覚で得た情報や感覚を脳に伝える知覚神経、それに自律神経などがある。

皮膚感覚を脳に伝えるのは、知覚神経である。そして知覚神経の中で、皮膚感覚を伝える神経線維には、Aβ《エーベータ》、Aδ《エーデルタ》、C《シー》の三種類がある。

この三つはそれぞれ太さが異なっており、Aβが一番太く直径が五～一二マイクロメートル（一マイクロメートル＝一〇〇〇分の一ミリメートル）、Aδが一～五マイクロメートル、Cが一番細くて一マイクロメートル以下である。そしてこの神経線維には、「太いほど速く伝わる」という特性がある。

まずA線維のうち、太いほうであるAβは、皮膚触圧覚、つまり皮膚が触られている感覚や押されている感覚を伝え、これが一番速い。

そして「かゆみ」は、この一番細いC線維によって伝えられることがわかっている。

一方「痛み」は、Aδ、Cの二種類が関係する。

「痛み」の伝わる線維について、少し触れておきたい。

痛みの質によって伝わる線維は異なっており、Aδは、部位がはっきりしている痛覚を伝える。そして、Cは内臓痛や皮膚の鈍痛を伝える。つまりC線維が伝えるのは、鈍痛。打撲や捻挫《ねんざ》をしたあとしばらくして起こるあのズキズキした痛みや、内臓から来るシクシクした痛みである。

「かゆみ」はこのC線維を伝わるので、同じようにじわじわとゆっくり伝わってくる。

また、A線維は「有髄神経《ゆうずいしんけい》」といって、髄鞘《ずいしょう》という脂質に神経線維が分節状《ぶんせつじょう》に包まれており、神経の刺激は髄鞘のあるところをスキップして伝わるため伝導がより速くなるという特徴がある。C線維は「無髄神経《むずいしんけい》」といって、髄鞘に包まれていないため、神経線維内をゆっくりと刺激が伝わるので伝導は遅い（図1参照）。

ところで、先の項目で、「かゆみ」と痛みは、伝達する神経線維が基本的には異なる。

図１　有髄神経と無髄神経

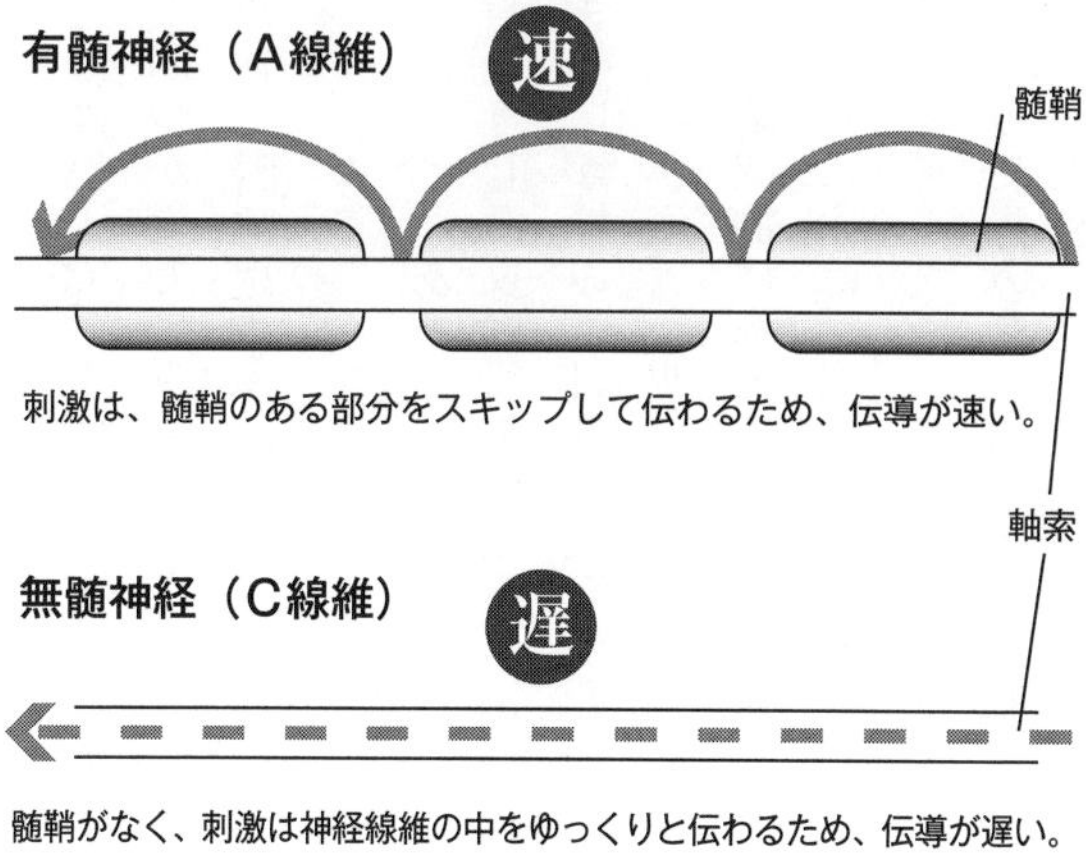
有髄神経（A線維）
速
髄鞘
刺激は、髄鞘のある部分をスキップして伝わるため、伝導が速い。
軸索
無髄神経（C線維）
遅
髄鞘がなく、刺激は神経線維の中をゆっくりと伝わるため、伝導が遅い。

ただし一部は同じである」と書いたが、異なるのはこのA線維のことであり、同じというのはC線維のことを指す。もちろん、かゆみと鈍痛がどちらもC線維という非常に細い神経線維を伝わるからといって、両者が共通の線維を伝わるということではない。なぜなら三二ページにも書いたように、かゆみと痛みとでは、伝達経路も反応する脳の部位も基本的には別物だからである。

とっさの反応、脊髄反射《せきずいはんしゃ》がない

A線維とC線維には、もう一つ大き

な違いがある。

私たちは包丁で手を切ったとき、痛みを感じると、さっと手を包丁から離す。何かに激しくぶつかって痛みを感じたら、とっさに身を引く。熱いヤカンにうっかり触ってしまったら、瞬時に手を引っ込める。いわゆる脊髄反射だ。しかしかゆみはそうならない。

たとえば今、蚊に刺されたとしても、瞬間的にかゆみが素早く走るなどということはない。こうした反射行動が出るのは、「痛み」か「熱感」か「極度の冷感」である。

つまり、かゆみには脊髄反射がないのだ。正確には、C線維には脊髄反射がない、ということになる。「痛み」には、痛みから逃避する脊髄反射が存在するが、「かゆみ」にはない。瞬間的に逃げる反射、逃避する行動がないのだ。

だからたとえば、虫に刺されたとき、痛みで手を引っ込めることはあっても、瞬間的にかゆみを感じて逃げる、ということはない。

蜂のように痛みをともなう虫に腕を刺されたら、A線維を伝わって瞬間的に「痛っ」と感じ、とっさに蜂を払おう、よけようと、バッと腕を動かすものだ。しかし、全身のあちこちを蚊に刺されていたのに、そのときは全然気づかず、あとになってから「なんかかゆいな」と気づくのが普通のかゆみの感じ方だろう。

要するに、「かゆみ」も「痛み」も、ともに皮膚の異常を知らせる知覚ではあるが、「痛み」はより危険で命に関わるような刺激に対して反応するものの、「かゆみ」はそこまで深刻ではない、さほど生命に直結しないような刺激に対して起こる感覚だといえる。だから「痛み（鋭い痛み）」は、速く伝えるために、A線維を伝わる必要があり、脊髄反射という回避行動までもがセットで備わっているのだ。一方「かゆみ」はゆっくり伝わるC線維だけで十分なのだろう。

伝わり方や感じ方において、痛みは素早く、かゆみはややトロいとでもいったらよいのだろうか。

原始的で進化していない

こうして比較してみると、「かゆみ」は「痛み」に比べると進化の遅れたやや原始的な感覚であるとも考えられる。

痛みは、すぐに反応できるものでなければならない。動物は、痛みに対して鋭敏でなければ、生命を維持していくのが難しいからだ。少しでも痛みを感じたら、「敵が来ているぞ！」と脊髄反射でも回避するし、大脳に伝わっても逃避行動も起こす。動物としてそこはやはり必要があって進化してきたのではないだろうか。

しかしかゆみには、そういった鋭敏さがない。だから痛みに比べるとあまり研ぎ澄まされていない、おっとりした感覚なのではないかと考えられる。

第五項　「心」がかゆみにおよぼす影響

抗うつ剤で治まることがある

一般の方に「かゆみに抗うつ剤などの、向精神薬が効く」と話すと大抵驚かれる。

たとえば、アトピーなどで長年苦しみ、心が疲れてしまっている人は、アトピーの症状が比較的治まっていて皮膚がかゆみを起こすようなひどい状態でなかったとしても、本人は激しいかゆみを感じることがある。こういった、精神的な影響から生じるかゆみの場合は、向精神薬が効くケースも多いのだ。

また欧米では最近、「ドキセピン（Doxepin）」という抗うつ剤の外用薬がかゆみ止めとして使用されている。日本ではドキセピンは内服薬も外用薬もともにまだ承認されていないが、欧米ではすでに臨床の場で使われており、今後期待される薬剤である。

それにしても、抗うつ剤の外用が効果的とは、興味深い話ではないだろうか。

向精神薬が効く理由についてはまだまだわかっていない点も多いが、「かゆみ」は単に皮膚炎など体表の病気から発生するだけでなく、そこに「心」が大きく関わってくる感覚だということがこのような事実からも推測される。

過去の心の傷がかゆみを起こす

ほかにもこんな事例がある。疥癬患者の家族の話である。

疥癬については、皮膚に寄生して人から人にうつるダニの一種であると述べた。指の間や陰部、腋の下といった湿度の高い部位に住みつき、そこで激しいかゆみを起こす。

大人数で集団生活をするような場所で流行る傾向があり、特に高齢者などの抵抗力が低下した人の多い介護施設や療養型病院などで広がりやすい。

さて、この疥癬に罹ってしまった高齢者の患者さんをケアしている家族が、「私もかゆいので、感染したみたいなんです」と言って病院をおとずれることがある。そこで、調べてみると、その家族の体からは疥癬虫は検出されない。こちらが、「あなたには感染していませんよ」と伝えても、その家族は「でも先生、なんかかゆいんです」と訴えることがよくある。つまり、かゆみで苦しんでいる人を見ているうちに、見ている人もかゆみを感じてしまうということがあるのだ。

同じように、実際に疥癬に感染した人を検査して、治癒しているので「もう疥癬虫はいない。治ったよ」と伝えても、「でもまだなんとなくかゆいんです」と言われることも多い。この場合は、その人の中に、「疥癬でかゆかった」という心の傷が残っていて、それが今でもかゆいと感じさせてしまうのだ。

私自身も、実際に疥癬に罹っている患者さんの診察中に、ふとかゆみを感じることがある。これももちろん、かゆがっている人を見ているうちに、なんとなくかゆみを感じるようになっているわけで、つまりは「心」が影響しているのだ。

ストレスが悪化させる

「イライラするとかゆみを感じる」という人は多い。本人はまったく意識していなくても、頭や腕をポリポリと掻くクセがある人もいる。

たとえば、アトピーを患っている子どもに対して、母親が「あなたは来年中学受験なのだから、勉強しなきゃダメよ。さあもっと、勉強しなさい」とプレッシャーをかけ、それを本人がストレスと感じると、その子のアトピーは必ずといっていいほど悪化する。大人であっても、たとえば会社勤めの営業マンが、上司から「明日までに契約を◯本、必ず取ってこい」とガンガン言われると、アトピーがよりかゆく感じられるようになる。つまり、ストレスでかゆみを感じやすくなり、掻き壊してアトピーが悪化するということが実際にあるのだ。

しかし逆に、その営業マンが家に帰り、ほっとしてネクタイをゆるめると、またしてもかゆくなることがある。先ほどとは逆の心境なのにである。

これは、自律神経である交感神経と副交感神経が関係している。ストレスがかかっているときは交感神経が優位な状態、ほっとしたときは副交感神経が優位になった状態であり、まったく逆の現象である。しかしどちらもかゆくなる。

つまり、かゆみは交感神経が優位な状態であっても、副交感神経が優位な状態であっても感じやすくなる。非常に精神的な影響を受けやすい感覚だということがわかる。それゆえに、このようなかゆみのコントロールは困難を極めるわけである。

心が感覚に影響をおよぼすことは、「痛み」にも多少はある。たとえば、鈍い腹痛があるときに、楽しいことを考えてどうにか気を紛らわせていると、少し痛みが引いたように感じられ耐えやすくなることはあるだろう。しかし、ストレスが増したからといって鋭く速い痛みが、急にもっと強くなった、などということはないはずだ。

やはりこれもかゆみの特徴といえる。かゆみは、ちょっとした精神状態の変化に、とても影響を受けやすい感覚だということである。

想像しただけでかゆくなる

ここまで、かゆみがいかに精神状態によって左右されやすい感覚であるかを書いてきたが、このメカニズムも最近解明されつつある。

二〇一三年になって「かゆみを想像しただけでかゆくなる」ことの、脳内メカニズムが解明された。被験者にじんましんが出ている皮膚の写真を見せたときの脳の活動を、fMRIを使って調べたのだ。

結果、写真を見たときに、情動をつかさどる島皮質《とうひしつ》と、運動の制御や欲求をつかさどる大脳基底核《だいのうきていかく》という部位の活動が高まっていることがわかった。つまり「かゆみを想起させる写真を見ただけで、脳の掻きたいという欲求を刺激する部分が反応した」というのだ。心とかゆみの関係は、医学的にもかなり解明されてきている。

かゆみの数値化はできない

もしあなたが、今かゆみを感じていても、それがどの程度のかゆみであるかを、正確に他人に伝えることはできないだろう。かゆみとは、非常に主観的なものであり、客観的に評価することは難しいのだ。

もちろん、「ちょっとかゆい」「なんとなくかゆい」「眠れないくらいかゆい」「ほかに何も考えられなくなるくらいかゆい」などと、言葉でその人の感じているかゆさの程度を表現することはできる。しかしそれを具体的に数値化するようなことはまず難しい。

将来的には、先ほど挙げた実験のように、fMRIなどを用いて、実験的にかゆみの刺激を与え、脳内の反応や血流の増加などを調べて、かゆみを定量化することも、ある程度は可能になるだろう。しかし、「今あなたが感じているかゆみを測って、それに合った薬を処方しよう」というのは到底できそうにない。

なぜなら、同じ人に同じ発疹が出ていても、「就寝中はかゆいけれど、何かに集中しているときはかゆくない」ということがあるからだ。かゆみは精神的な影響を非常に受けやすい感覚であるため、そのときどきで変化するものなのだ。

心の影響がなければ、治療ははかどるか

心がかゆみにおよぼす影響をカットすることができれば、アトピーなどの皮膚病のかゆみ治療はスムーズになるだろうか？

答えは「ＹＥＳ」である。もし仮に、アトピーの人に「あなたはまったくかゆくないんですよ」という催眠術を完璧にかけることができたならば、その人はもうかゆみを感じず、掻かなくなるはずだ。そうすれば、かゆみのスパイラル、イッチ・スクラッチサイクル（次項に詳述）による悪化がなくなるのは間違いない。

もちろん、アトピーの場合は実際に慢性化した皮膚病変があるため、それに対する治療は必要になる。しかし、掻かなくなれば、症状を悪化させることは圧倒的に減るだろう。

とはいえ、そんな夢のようなことはなかなかできないため、実際の治療としては、「掻くのを我慢する」ということになる。その我慢をできるだけ減らすために、止痒薬《しようやく》（抗ヒスタミン剤）があるわけだ。もちろんこれは、並行してその皮膚病のもともとの原因を見つけて治療するという前提があったうえでの話である。

ただしアトピーの場合は、「はっきりとした原因のあるかゆみ」のほかに、はっきりとした原因のない「精神的な影響から生じるかゆみ」の両者をともなうケースがほとんどである。

この「心」の部分に関しては、カウンセリングなどの精神療法がとても効果的な場合があることも書き添えておこう。アトピーの治療については第三章で改めて書くため、詳しくはそちらを見てほしい。

第六項　搔くとさらにかゆくなるもの

「イッチ・スクラッチサイクル」とは

かゆみを語るうえで、もっとも重要な問題がある。それが、「無性にかゆくてたまらない状態」を引き起こす最大の元凶である「イッチ・スクラッチサイクル（itch-scratch-cycle）」だ。

「イッチ（itch）」とは「かゆみ」、「スクラッチ（scratch）」は「搔く」という意味である。そしてイッチ・スクラッチサイクルとは、「かゆい」→「搔く」→「搔いた部分が傷つく」→「傷ついた部分に炎症が起きる」→「症状が悪化する」→「もっとかゆくな

図2　皮膚の基本構造

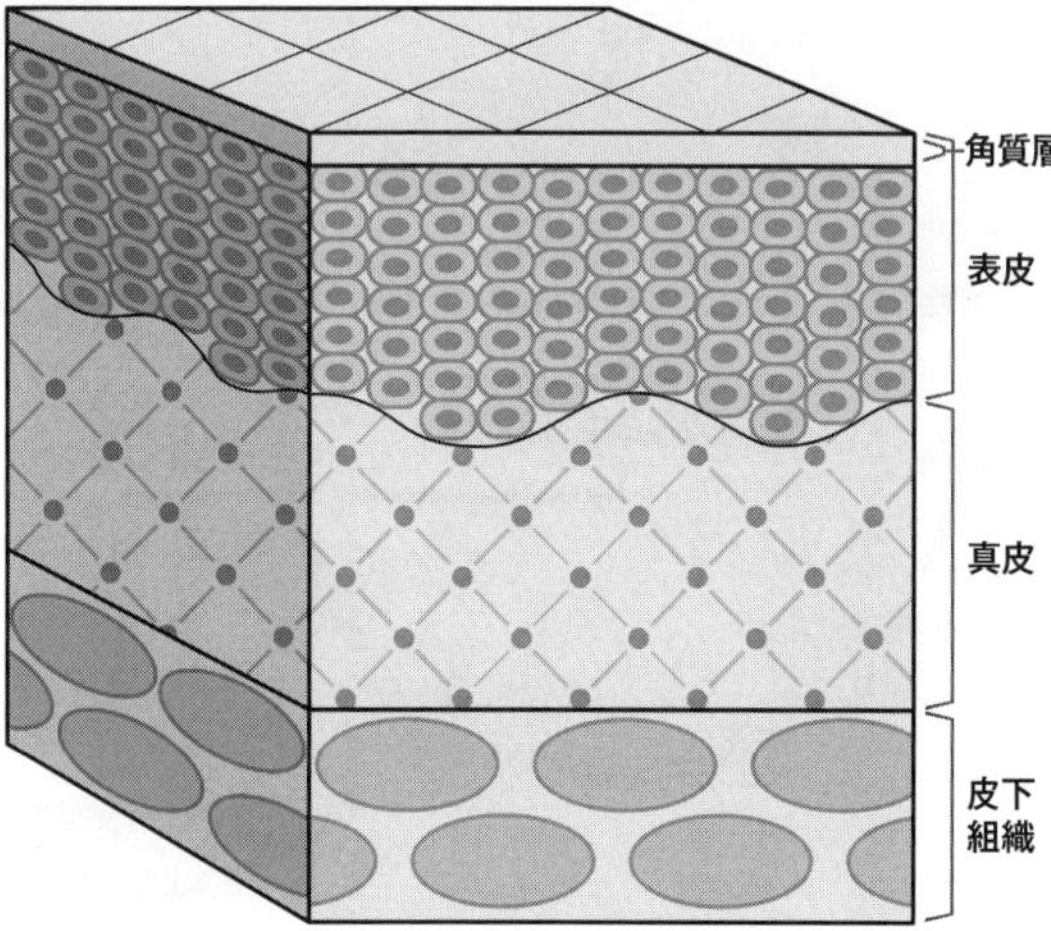

る」→「さらに掻き壊す」→「掻いた部分がもっと傷つく」→……という悪循環のことを指す。

要は、掻けば掻くほどかゆくなるということだ。

イッチ・スクラッチサイクルについて説明する前に、大前提となる皮膚の基本構造について簡単に書こう。

皮膚は、「表皮《ひょうひ》」「真皮《しんぴ》」「皮下組《ひかそ》織《しき》」の三層構造になっている（図2）。

表皮は、一番外側で外界と接している部分。真皮はそのすぐ内側にあり、コラーゲンなどのタンパク質がその大部分を占めている。皮下組織は、皮膚

図3　イッチ・スクラッチサイクル

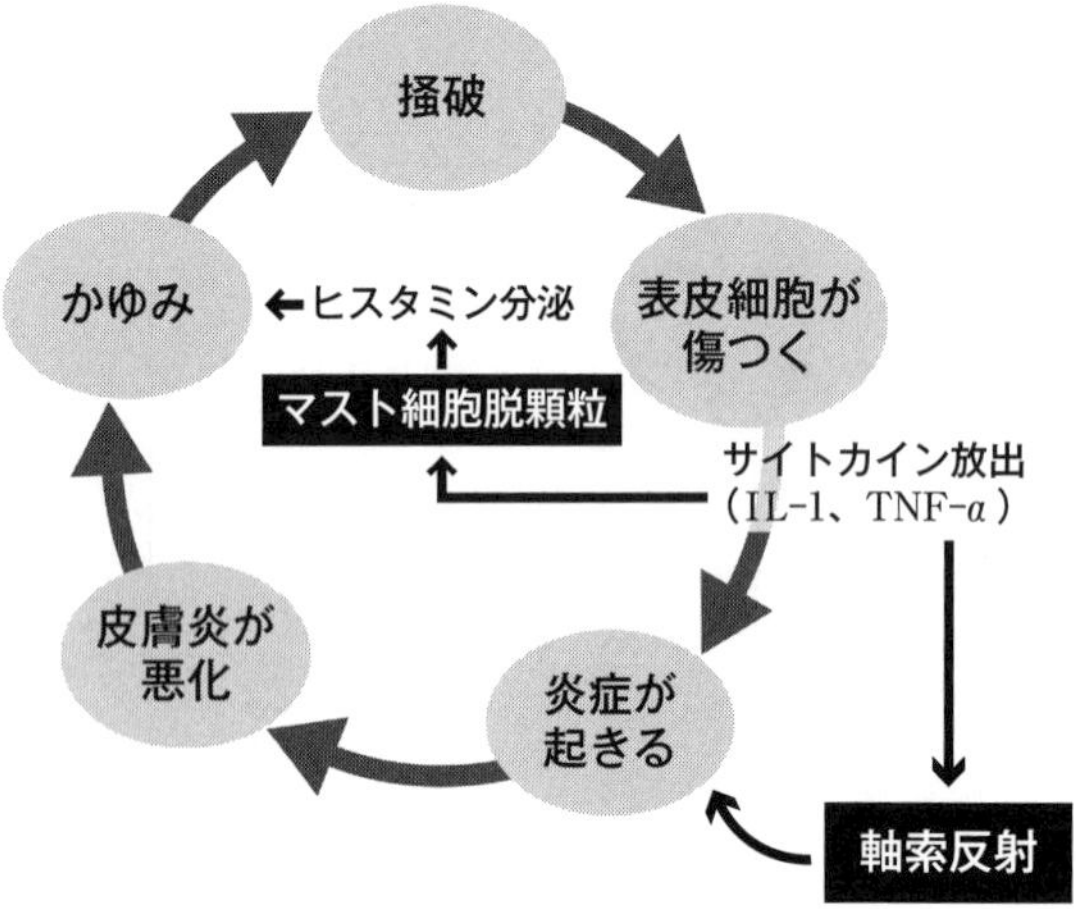

の三層構造のうちもっとも内側にある組織で、大部分が皮下脂肪からなる。なお、表皮の一番外側の外界と接している部分は、「角質層《かくしつそう》」と呼ばれ、皮膚のバリア機能を果たしている。

かぶれや虫刺されなどは、表皮で起こる。また、じんましんは真皮で起こる炎症である。一口に「皮膚の炎症」といっても、病気によって違いがあるのだ。

イッチ・スクラッチサイクルに話を戻そう。イッチ・スクラッチサイクルは、特にアトピーのようなアレルギー性のかゆみに深く関係している。

右の図の左、「かゆみ」の部分を見ていただきたい。

アレルギーで最初に起きる反応は、「マスト細胞の脱顆粒《だつかりゅう》」である。「マスト細胞」や「脱顆粒」についての詳細は第二章に書くが、ここでもごく簡単に説明しておこう。

たとえば花粉のアレルギーのある人が、花粉と接触すると、全身のどこにでも存在するマスト細胞に花粉の分子がくっつき、それに誘発されてマスト細胞中の顆粒が放出され、中にあったヒスタミンが組織中にばらまかれる。するとかゆくなる。これが「かゆみ」の始まりである。

そして、「搔破《そうは》」つまり「搔く」「搔き壊す」が起こり、「表皮細胞が傷つく」。すると今度は、傷ついた表皮の細胞を修復するために、「サイトカイン」と呼ばれる「インターロイキン1（IL-1）」や「腫瘍壊死因子《しゅようえしいんし》-α（TNF-α）」といった化学伝達物質が出てくる。そしてこれらのサイトカインが出ることで、炎症が起き、「皮膚炎の悪化」を呼ぶ。

また、サイトカインが出たことで、「軸索反射《じくさくはんしゃ》」という反射も起きる。軸索反射については、改めて第二章で書くが、かゆみを増幅するしくみの一つと考えていただきたい。

掻いたことで、さらにその部分の炎症が強くなる。そして、「皮膚炎が悪化」し、さらに「かゆみ」が増す。そしてさらに掻き壊す。これを延々と繰り返していけばどんどん皮膚炎は悪化し、かゆみから抜け出せなくなっていくだろう。

無性にかゆくてたまらない、掻いても掻いてもすぐにまたかゆくなる。つまり、このイッチ・スクラッチサイクルを抜きにして、かゆみは語れないのだ。

かゆみのスパイラルは、どこからでも回り始める

先ほどは、アレルギー反応が原因となってイッチ・スクラッチサイクルが回り始めるケースを説明したが、実はこのサイクルは、どこからでも回り得る。

たとえば、まったくかゆみを感じていなくても、皮膚を激しく掻いて傷をつけると、その傷を治癒そうとサイトカインが出て炎症が起こり、そこからかゆみが発生する。

また、ヤケドや怪我などをしても、サイトカインは放出され、炎症が起こり、かゆみが生じることがある。ただし、傷がひどい状態のときには、痛みのシグナル（信号）のほうが圧倒的に強いために、かゆみは感じにくくなっている。

しかし、傷が治りつつある段階で、痛みが治まってくると、かゆみも感じられるようになってきて、「痛がゆい」状態になる。そのときに掻いてしまえば、またサイトカインが放出され、炎症が起こり、せっかく治りかけていた皮膚をまた悪化させてしまうことになるのだ。

かゆみを途中で止める方法

イッチ・スクラッチサイクルという負のスパイラルに取り込まれてしまっている患者さんを治療するには、何よりもまずこのサイクルを止める必要がある。

考え方としては簡単だ。サイクルのどこでもいいから、矢印の部分（四八ページ図3）を断ち切ることだ。

たとえば、これは極端な例だが、どんなにかゆくても掻けないように寝る前に手を固定してしまったり、小さい子どもの場合ではミトンといって手を完全に覆った手袋がパジャマにくっついている衣類を着せて掻けないようにしたりする。これは「かゆみ」と「搔破」の間のつながりを断ち切ることになる。

現実に皮膚科でおこなう治療としては、患部に「亜鉛華軟膏《あえんかなんこう》（昔からある白いベタベタした膏薬）」という薬の塗られた布を貼ったり、「ステロイド含有テープ（ドレニゾン®テープ）」を貼ったりする。こうしてそれらの薬効成分により皮膚の炎症を鎮めるほかに、患部を布やテープでカバーすることで、搔きたくても搔けない状態を人為的につくってしまうのだ。

もちろん、テープを貼らなくても塗り薬を塗るだけで十分かゆみが抑えられるような軽症の場合は、それだけでもこのサイクルを止めることはできる。

持続性の「かゆみ」が起こったときには、早めに皮膚科を受診し、このイッチ・スクラッチサイクルを早急に止めることが望ましい。特に、アトピーなどの慢性的な病気が背景にある場合や、原因がわからない湿疹などは、このサイクルに陥りやすいのだ。

また、虫刺されなど原因がはっきりしているものであっても、不適切な治療をして搔き壊してばかりいれば症状が悪化してしまうことがある。まれに「一年前の虫に刺されたあとがずっとかゆい」という訴えで、皮膚科を受診する人もいる。

子どもに多いのだが、そういう場合は大抵、虫刺されのあとが搔き壊しによって固くなって隆起し、結節性痒疹《けっせつせいようしん》という状態になっている。これもイッチ・スクラッチサイクルが回り続けてしまったことで起きた慢性皮膚炎の一つである。

「かゆいなら掻けばいい」と気にせずにいると、単純な疾患でもこのように悪化させてしまうことがあり、結果的に治癒が遷延《せんえん》する、ということがおわかりいただけただろうか。

もっとも、いくら早期に病院に行っても、担当医の腕次第では、このサイクルを止めるどころか、ステロイドを長期に処方されて、治らないうえに本来必要のない副作用だけを被ることになった……などということも起こり得るのだ。

本書の第三章では、かゆみを起こす種々の病気のメカニズムを取り上げ、それぞれの理に適った治療方法について説明したのでぜひ治療の参考にしていただきたい。

かゆみは理不尽な感覚

以上、「かゆみ」という感覚を目的論的に捉えると、かゆみは痛みと同様に皮膚表面の異常を知らせる知覚である。虫や異物などがついたことを知らせ、「掻き取る」ことで、それから逃れることを本能的におこなわせるために発生する感覚といえる。しかし、搔いたことで症状が悪化するというのは、ちょっと理不尽に思われる。

おまけに、搔くと必ずや快感がついてくるのだ。まるで脳が「さあ搔け、どんどん搔け」と言っているようである。

そしてもし本能のままに搔いてしまうと、「無性にかゆくなる」状態にはまる。しかしそれでもなお「もっと搔け」と言ってくるのだ。かゆみとは、なんと悪魔的な感覚なのだろうか。

第二章

〝無性に〟かゆくなる皮膚のしくみ

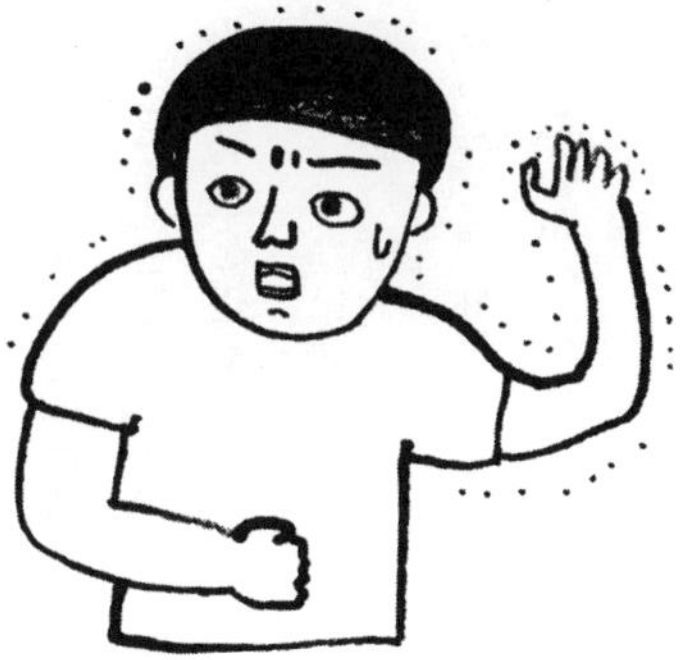

第一項　原因がわかるもの、わからないもの

まずかゆみの本質を理解すること

第一章では、「かゆみとは何か?」という視点から、本能や感覚を、最新研究結果を交えて簡単に述べた。また、アトピーの人が熱いシャワーを浴びると気持ちいい理由や、メントールの刺激がかゆみを抑える理由など、かゆみの特性を捉えやすいトピックスもいくつか取り上げて説明を加えた。

第二章では、それらのさらに詳しいメカニズムについて解説する。

少し医学的な内容になるが、「なぜそうなるか?」をきちんと理解してもらえれば、かゆみの本質により迫っていくことができ、第三章以降の「いかにそれを治していくか」という内容がより理解しやすくなるだろう。

なお、メカニズムについて難しすぎて頭がこんがらがってしまったという人は、この

章をとばして第三章を先に読んでいただき、必要に応じて第二章をフィードバックしてもらう読み方が良いかもしれない。

末梢性《まっしょうせい》と、中枢性《ちゅうすうせい》の二種類がある

「かゆみ」という感覚は、たとえていうなら「皮膚の違和感を排除しろ、そうすれば気持ちがいいぞ」という本能の指令ということである。

第一章三一ページでも述べたが、現在の大脳生理学では、かゆみは大脳皮質の主として頭頂葉《とうちょうよう》の一部で感じるということがわかっている。

しかし「虫刺されやじんましんといった明確な発疹がないのに、なんとなくかゆい」という経験は、誰しもあることだろう。かゆみには必ずしも、皮膚の異常がともなうわけではないのだ。

こうした点から、かゆみを「末梢性のかゆみ」と「中枢性のかゆみ」の大きく二つに分類することができる。違いを見てみよう。

①末梢性のかゆみ
湿疹やじんましんなど、皮膚に何らかの発疹があってかゆくなるもの。基本的に、目で見てわかるような皮膚の外見的な異常が存在し、抗ヒスタミン剤が効く。

②中枢性のかゆみ
皮膚には明らかな発疹がないのにかゆくなるもの。透析や黄疸《おうだん》、糖尿病の患者さんは「ただなんとなく、どことなくかゆい」と訴えるが、掻いたことによって赤くなる以外には、皮膚には何の異常もない。そして抗ヒスタミン剤は効かない。

また、①と②の両方のかゆみを同時に生じることもある。アトピーのかゆみなどは、末梢性と中枢性の両方のかゆみがある場合が多く、一般的に、苦しんでいる期間が長いほど中枢性のかゆみが増えていく傾向にある。

抗ヒスタミン剤が効かないことがある

「抗ヒスタミン剤」とは、文字どおりヒスタミンをブロックする薬だ。

皮膚の細胞のミクロの世界を覗いてみると、ヒスタミンレセプター（受容体）と呼ばれるごく小さな器官がある。これにヒスタミンが結合すると、かゆみをつかさどる神経を介してパルス（信号）が送られ、それを脳が受け取ることで、「かゆみ」を感じるというしくみになっている。

レセプターにはさまざまな種類があるが、基本的には一対一の対応で他の化学物質が結合しても反応はしない。これはよく、鍵と鍵穴にたとえられる。ある化学伝達物質が鍵ならば、そのレセプターが鍵穴だ。

すなわち、このレセプターをブロックしてしまえば、かゆみは伝わってこないわけだ。抗ヒスタミン剤は、まさにそういう働きをする薬である。

一方、中枢性のかゆみを感じているときというのは、末梢から神経を伝わってくるパルスがないにもかかわらず、脳がかゆみを感じている状態だ。だから当然、末梢のレセプターをブロックしても意味はない。

一般的には、抗ヒスタミン剤が効くのが末梢性で、効かないのが中枢性だと考えていただければいいだろう。つまり、じんましんに抗ヒスタミン剤が効いたからといって、黄疸のかゆみに同じ薬が効くわけではないということだ。

また、透析患者のかゆみに対して、抗ヒスタミン剤を塗っても飲んでもほとんど効かない。

ひどいアトピーのかゆみにステロイド剤と抗ヒスタミン剤を処方して、ほかに何も対策を取らないというのも治るはずはない。

つまり、患者さん一人ひとりのかゆみの原因を突き止め、それを除去する手段を講じなければかゆみは治らない。「かゆみ全般に効く魔法の薬」は存在しないのである。

最近になって、中枢性のかゆみでは脳内物質の「エンドルフィン」という、モルヒネ様《よう》（モルヒネに似た）物質が血中に増えているということがわかってきており、これがかゆみと関係していることもわかってきた。

エンドルフィンは多幸感を感じさせる脳内モルヒネでありながら、他方でかゆみを増すという、何やら恣意《しい》的な物質である。

モルヒネでかゆみが現れる

モルヒネはよく知られる天然麻薬であるが、末期がんの患者さんの痛みを取り除く目的で、医療機関で用いられていることは、一般的にも知られている。

しかしこのモルヒネを鎮痛剤として用いると、「痛みが取れる代わりに、かゆみを生じるようになる」ことがわかってきた。モルヒネの副作用ともいえるが、これはモルヒネによって新たなかゆみが生じたということではない。

第一章で述べたように、かゆい部分に痛みを加えると、かゆみを一時的に忘れることができる。これはかつて誤解されていたように、痛みとかゆみの違いが同一の神経線維を伝わるパルスの強弱の違いから生じるのではなく、互いの相互作用によるものだからである。

知覚神経の伝達経路については八一ページ以降で詳述するが、神経末端から大脳までは一本のケーブルでつながっているわけではなく、二箇所の中継点でニューロン（神経線維）を乗り換えて伝わっていく。

この中継点で、かゆみの信号が脳に伝達されるのを、痛みのパルスが抑制するのだ。つまり、皮膚において強い痛みとかゆみの両方が発生しているときは、脳は痛みだけを認識することになり、かゆみは一時的に感じなくなる。

目的論的にはおそらく、これは「より生命の危機につながる情報」を優先させるシステムといえるだろう。かゆみと痛みが同時にあるときは、体にとって痛みの情報のほうが重要であり、緊急の対応が必要となるからだ。

ところがモルヒネなどの鎮痛剤が外部から体内に入ってくると、状況は変わってくる。

痛みの神経を鈍くするような物質は、「かゆみを抑制する」という痛みの副次的な作用をも抑えてしまうのだ。それは生体内でつくられる、モルヒネ様の脳内物質でも同じことである。その結果、モルヒネやその類似物質によって、人はかゆみをより強く感じるようになるのだ。

これはかゆみが新たに発生したということではなく、「もとからあったのに感じていなかったかゆみが、感じられるようになった」といったほうがいいだろう。

中枢性のかゆみを抑える薬

脳内物質とかゆみの関係は、皮膚瘙痒症《ひふそうようしょう》においても知られている。皮膚瘙痒症とは、皮膚に目立った所見がないにもかかわらず、かゆみが出る病気である。黄疸による皮膚瘙痒症患者では、エンケファリンというモルヒネ様脳内物質が血中で増えていることが知られており、胆汁酸《たんじゅうさん》という皮膚を黄色くしてしまう物質も、かゆみを起こすと考えられるのだ。

中枢性のかゆみはどれもいまだに、末梢性のかゆみほど解明されていないので、対処が非常に難しい。

しかし最近の研究により、中枢性のかゆみを引き起こす「生体内のモルヒネ様物質（エンドルフィンなど）が結合するレセプター」をブロックする化合物が合成された。透析患者の血中で増加するモルヒネ様物質がオピオイド（モルヒネのこと）レセプターに結合するのを阻害する「ナルフラフィン塩酸塩《えんさんえん》（レミッチ®）」という薬は、その一つであり、透析患者のかゆみに高い効果が認められている。

いずれにせよ、中枢性のかゆみには、モルヒネや内因性のモルヒネ様物質が深く関係していているということを知っておいてほしい。

アトピーが難病と思われている背景

アトピーのかゆみは、皮膚の症状に由来する末梢性のかゆみだけでなく、こうした中枢性のかゆみもともなっているため厄介なのだ。

単に皮膚炎の症状がかゆいというだけではなく、イライラしたりすることで心因性のかゆみが出ることも多い。イライラしてかゆくなり、かゆいことでまたイライラする……ということを繰り返すため、うつや神経症のようになってしまう人もいる。

アトピーが難病だと思われている背景には、このようにかゆみが中枢性と末梢性の両方の側面を持っているうえ、原因がわかりにくく、治療方法が見えにくいということが大いに関係している。

だから心の状態によって悪化もするし、好転もする。一方で、いくら心を平穏にしたとしても、原因の除去を怠っていては本当の意味での治癒は難しいだろう。

アトピー治療については第三章で詳しく説明していく。

第二項　かゆみの主犯格、「ヒスタミン」と「マスト細胞」

マスト細胞がヒスタミンをまき散らす

私たちが感じるかゆみのほとんどは、ヒスタミンとマスト細胞によって引き起こされていることはすでに述べた。この二つが「かゆみの主犯格」と言ってもいい。

まずはヒスタミンについて説明しよう。

人間の体には外界の変化を察知するためにさまざまな知覚神経が張り巡らされていて、異常を感知した場合、その信号が脳に伝わってさまざまな対応をするようなしくみになっている。それはすべて、神経末端のレセプターに化学伝達物質が結合することから始まる。

ヒスタミンレセプターは、ヒスタミンが結合したときにだけ信号を送る。だから、もしヒスタミンのレセプターが存在しなければ、大量のヒスタミンがあってもかゆみは起きない。

かゆみを感じるとき、そのほとんどは、マスト細胞がヒスタミンを撒き散らすことに端を発している。ヒスタミンはかゆみに関しては最強の化学伝達物質なのだ。

「痛みを起こす化学伝達物質はたくさんあるのに、かゆみの場合はほとんどがヒスタミン」ということは、第一章二九ページで述べた。

黄疸や透析などによる中枢性のかゆみはヒスタミンによるものではないが、末梢性のかゆみの場合、大部分が関与している。

市販のかゆみ止め薬のパッケージを見ると、「抗ヒスタミン剤」と書かれているものが多い。じんましんのように、かゆみの原因がヒスタミンだけの場合、これさえブロックしてしまえば治まってしまうのはそういう理由からである。

かゆみの脇役たち

ではは脇役にあたる、ヒスタミン以外の化学伝達物質にはどのようなものがあるのだろうか？

かゆみを伝える化学伝達物質としては、おもに次のような物質が知られている。

・ヒスタミン
・インターロイキン２（ＩＬ－２）
・サブスタンスＰ（Ｓｕｂ－Ｐ）
・インターロイキン１、８（ＩＬ－１、ＩＬ－８）
・腫瘍《しゅよう》壊《え》死《し》因子《いんし》－α（ＴＮＦ－α）
・プロスタグランジン（ＰＧ）

インターロイキン２はアトピーのときに出てくる化学伝達物質で、神経末端に作用して弱いかゆみを引き起こすことが知られている。

サブスタンスＰは、当初は痛みを伝える物質として発見されたが、のちにかゆみを修飾したり増幅したりする作用があることが判明した。

インターロイキン１やインターロイキン８、そして腫瘍壊死因子－α（ＴＮＦ－α）は、かゆみに関してはメインの化学伝達物質ではない。インターロイキン１やＴＮＦ－

αは、皮膚を掻き壊したり虫に刺されたりして、表皮《ひょうひ》細胞が壊れたときに出てくる炎症性の化学伝達物質で、これらもかゆみの炎症に間接的に関係はしている。

ただし、ヒスタミンのように、C線維をかゆみの信号として伝達するわけではない。あくまでかゆみを悪化・増幅させる因子として働いている。

そしてプロスタグランジン。これはおもに痛みを起こす化学物質である一方で、「かゆみの閾値《いきち》を下げる」作用がある。

この場合の「閾値」とは、刺激による神経の興奮が一定の水準まで達したとき、脳に電気信号を送り「かゆい！」と認識させる興奮の最小値のことだと思ってもらえばいいだろう。「かゆみの閾値が上がる」とは、かゆみを感じにくくなること。逆に「かゆみの閾値が下がる」ということは、少ない刺激で興奮する、つまり「かゆみを感じやすくなる」ということだ。

プロスタグランジンは、かゆみの閾値を下げることで、かゆみを起こす物質の一角をなしている。

ヒスタミンによるかゆみの伝達経路

次に、化学物質ではないかゆみの例にも触れつつ、かゆみの伝達経路の話をしておきたい。

「かゆみは脳のどこで感じるのか」という研究にも使われる実験方法だ。そもそもかゆみは人為的に引き起こすことが難しい感覚だ。それでもｆＭＲＩなどの発達によって研究は飛躍的に向上した。

その中に、電気刺激を使ってかゆみを起こす方法がある。ある周波数の電気刺激を与えるとかゆみを発生させることができるのだ。これによってかゆみに対する心の動きなどの研究も進んだ。

さらに詳しい研究により、ヒスタミンを注射した場合と比べてみると、伝達される経路が違うこともわかってきた。ヒスタミンがかゆみの主役であることは間違いないが、ほかにもさまざまなかゆみ刺激が存在するということだ。「かゆい」という感覚は、ヒスタミン以外の刺激も含んだものであるという点を覚えておいてほしい。

それではここで、その「ヒスタミンによるかゆみの伝達経路」について、話が少し難しくなるが踏み込んでみたい。

「かゆみの伝達経路を、かゆみ以外の他の知覚が伝わることはないのか?」

ということを調べてみたところ、何とプロスタグランジンやブラジキニンといった、痛みの原因物質による刺激も、この神経経路を伝わることがわかった。

しかし通常、それはかゆみとして知覚されることはない。ただ神経を信号(パルス)が走るだけであり、プロスタグランジンなどの分泌で「かゆい」と感じるわけではないのだ。

しかし、「服を脱いだり着たりするだけでかゆい」「水に触れただけでかゆい」というような「かゆみに対して相当過敏な状態」になっているアトピーなどの場合は別だ。皮膚への軽い接触で分泌されたプロスタグランジンやブラジキニンによる刺激で、かゆいと感じてしまうのだ。

おそらくこれは、脳でのかゆみの閾値が下がっていることが関係している。

かゆみ過敏状態についてはあとで詳しく触れるが(八七ページ)、このように「同じ神経経路を違う信号が伝わっている」ことも、かゆみという感覚を複雑にしている一因であろう。

かゆみの火薬袋「マスト細胞」

もう一つのかゆみの主犯、「マスト細胞」とは、一体何ものだろうか？

「かゆい場所を掻くと、皮膚の中にある『小さな袋』が破れて、かゆみの原因となる『ヒスタミン』が分泌され、さらにかゆくなってしまう」

新聞や雑誌のコラムなどでは、こうした説明を見かけることがある。この説明は、大雑把すぎる気もするが、それほど的を外してもいない。ここで出てくる「小さな袋」というのが、正しくは「マスト細胞」と呼ばれるものだ。

本によっては「肥満細胞」と書かれている場合もある。しかし、いわゆる「肥満」とはまったく関係ない。また、マストは顆粒《かりゅう》という意味なので直訳して「顆粒細胞」、あるいは英語のまま「マストセル」と呼ばれることもあるが、本書では「マスト細胞」で統一することにする。

マスト細胞のサイズは、普通の白血球と同じかやや大きい程度で、直径は一〇～三〇マイクロメートルだ。中心に核があり、その周辺の細胞質に、ヒスタミンやTNF－α、TGF－β、bFGF、トリプターゼ、ロイコトリエンなどの化学伝達物質を含む顆粒がある。

マスト細胞とは、これらを大量に抱え込んだ、火薬袋のようなものだといえるだろう。この火薬袋が破裂すると、その部分にかゆみを感じるのだ。

ただし、このマスト細胞が内臓で炸裂すると下痢などを起こすが、かゆくはならない。内臓にはかゆみを感じる神経が通っていないからである。

本来は防御してくれるはずが裏切ることも

マスト細胞は、どこにでも存在する。血液の中、皮膚の中、内臓組織など文字どおり全身いたるところに。それはマスト細胞が、見張り番として働く白血球でもあるからだ。

ただ、アレルギー体質でなければそれほどたくさんいるわけではなく、ポツポツと低密度で分布している。しかしアレルギー患者の体内には、全身いたるところで高密度に分布している。

血液中にもあるが、多くは皮膚に存在する。また、アレルギー反応が起きると息苦しくなったりするのは、気道粘膜に数多くいるマスト細胞が脱顆粒（七七ページ）するからだ。

マスト細胞の本来の役割は、炎症を起こす免疫反応を介し、体を防御することである。正常に働いているときは、傷害された組織の修復や寄生虫や細菌を撃退するという活躍もするのだが、現代ではアレルギーの主犯としてばかり注目されてしまっている。

たとえるならマスト細胞とは、本来は国を守る軍隊なのだが、アレルギーという異常事態が起こると、焦土《しょうど》戦術をとって自国まで燃やしてしまう、裏切り者のような存在なのである。

第三項 アレルギーの最初に起こること

厄介な「抗体《こうたい》」がアレルギーを引き起こす

本来、体を防御する軍隊のような免疫の一部をつかさどるマスト細胞が、自らの体に害をおよぼすことになってしまうのには、アレルギーが関係している。

このマスト細胞の暴走、つまりアレルギーの説明をするためには、その前にＩｇＥ抗体について語っておく必要がある。

まず、私たちの体の中には「抗体」というものがある。これは体外から侵入したウイルスや細菌などを攻撃するのが仕事であり、医学的には「免疫グロブリン(immunoglobulin)」と呼ばれ、通常は「Ｉｇ」と表記する。抗体には「ＩｇＡ」「ＩｇＤ」「ＩｇＥ」「ＩｇＧ」「ＩｇＭ」の五種類がある。

抗体はミクロの世界ではちょうどアルファベットの「Ｙ」のような形をしている。たとえばインフルエンザウイルスが侵入すると、Ｙ字の上端の部分がウイルスに結合するのだ。続いて、ウイルスを殺す白血球などがそれを標的にして集ってきてウイルスを破壊する。抗体が敵を発見し、敵をマーキングして、白血球やその他の免疫物質が二次的に反応してこれを撃滅する。この働きは「抗原抗体反応《こうげんこうたいはんのう》」と呼ばれている(図4参照)。

これらの抗体が少なければ、当然のことながら外敵を見つける能力が下がってしまう。その状態を「免疫不全」と呼び、ＡＩＤＳ患者はまさにそのような状態になってい

図４　抗原抗体反応

ウイルス・細菌など
白血球や
その他の免疫物質
抗体（Ig）

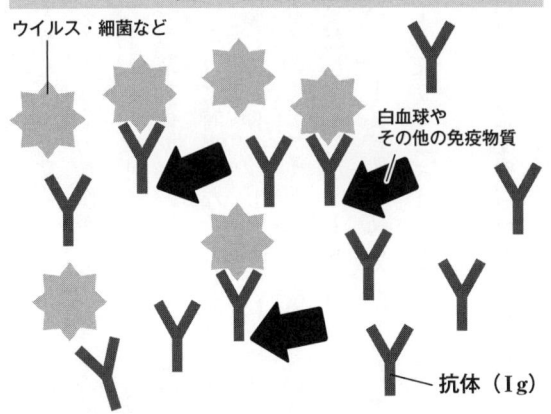

ウイルスや細菌などの侵入者（抗原）に、抗体（Ig）が結合して、抗原をマーキングする。それを目印に、白血球やその他の免疫物質が集まり、抗原を撃退する。

るのだ。

抗体の量は、血液検査で調べることができる。正常人のＩｇＧなら九〇〇〜一七〇〇ｍｇ／ｄｌ、ＩｇＭなら四〇〜二〇〇ｍｇ／ｄｌというように、それぞれの抗体の基準値というのが決まっている。

一方「ＩｇＥ」は、主としてアレルギーを起こす抗体だ。進化の過程では他の免疫反応としての役割があったのかもしれないが、今の私たちにとっては、余計なことしかしない厄介者となってしまっている。なぜなら花粉に対するアレルギーなどはまったく必要ないからである。

だからＩｇＥに限っては少ないほど良いのだが、健康な人なら一〇〇ＩＵ／ｍｌ未満であるべきその数値が、アトピーの患者さんでは何千にも増えている。

なお、一口にＩｇＥといってもさまざまなタイプのＩｇＥが存在する。

一つのアレルゲン（アレルギーを持っている人の抗体と特異的に反応する抗原）に対しては、それに特異的なＩｇＥが反応する。血液検査をしてＩｇＥのトータルの数値が高くても、あらゆるアレルゲンに反応するというわけではない。「エビを食べればすぐかゆくなるのに、スギ花粉は平気」という人がいるのは、このためだ。

ただし、どれだけＩｇＥが多くても、それだけではクシャミはでないし、かゆくもならない。ＩｇＥ値が高いだけでは、アレルギー症状は起こらない。原因物質と反応してはじめてアレルギーが起こるのだ。

クロスリンクによるマスト細胞の脱顆粒《だつかりゅう》

ＩｇＥはマスト細胞を脱顆粒させる。ただし、そのしくみは単純ではない。

「顆粒細胞」という別名があるように、マスト細胞にはたくさんの顆粒が含まれている。そして、マスト細胞が反応を起こして、さまざまな化学伝達物質が細胞外に飛び出すことを「脱顆粒」と呼んでいる。

免疫グロブリン（Ｉｇ）はすべてＹのような形をしていると述べたが、上部の手を広げたような部分がまさに鍵の先であり、下部の足に当たる部分が宿主側の免疫反応に関係することが知られている。ＩｇＥが大量につくられると体のいろいろな部位で、ＩｇＥのＹの下の部分がマスト細胞の表面に結合した状態で多く存在することになる。まるで「人が足を揃えて立ち、両手を広げた状態」とでもいったらよいだろうか。

その比喩でその他の抗体（ＩｇＧやＩｇＭなど）を表現すれば、「両手で敵を捕まえておいて、足で仲間を呼びよせる姿」といえる。しかしＩｇＥは、足をマスト細胞につけて、両手を空に広げたような形でアレルゲンを待っているのだ。

ＩｇＥが反応する場合、隣り合った二つのＩｇＥのＹの鍵の先が、一つのアレルゲンの二つの鍵穴に同時にはまったときにだけマスト細胞の脱顆粒が起き、アレルギー反応が起きるしくみになっている。これを「クロスリンク」という。

ハウスダストなどのアレルゲンが皮膚に接触したとしよう。IgEが皮膚のマスト細胞上に多数結合していると、ハウスダストのアレルゲンが同時に二つの鍵の先と結合しやすくなる。結果としてマスト細胞が脱顆粒するのだ。

・IgEが体内で大量に産生され、
・IgEが血中から大量に皮膚に移行し、
・それがマスト細胞表面にYの下の部分で結合して、
・しかも密に結合しているところに、
・アレルゲンがまたがってクロスリンクする。

これだけの条件が揃って、はじめてIgEによるマスト細胞の脱顆粒は起きるのだ。

だから、アレルゲンの量が少なければ、脱顆粒はしない。

逆に、アレルゲンが大量に入って来たとしても、もしIgEが非常に少なければ、やはり脱顆粒はしない。

つまり、ハウスダストに対するアレルギーが（IgEが）少々あっても、接触するアレルゲンが少なければ脱顆粒はしないのだ。これは人体全体をシステムとして見ると、

図5　クロスリンクによるマスト細胞の脱顆粒

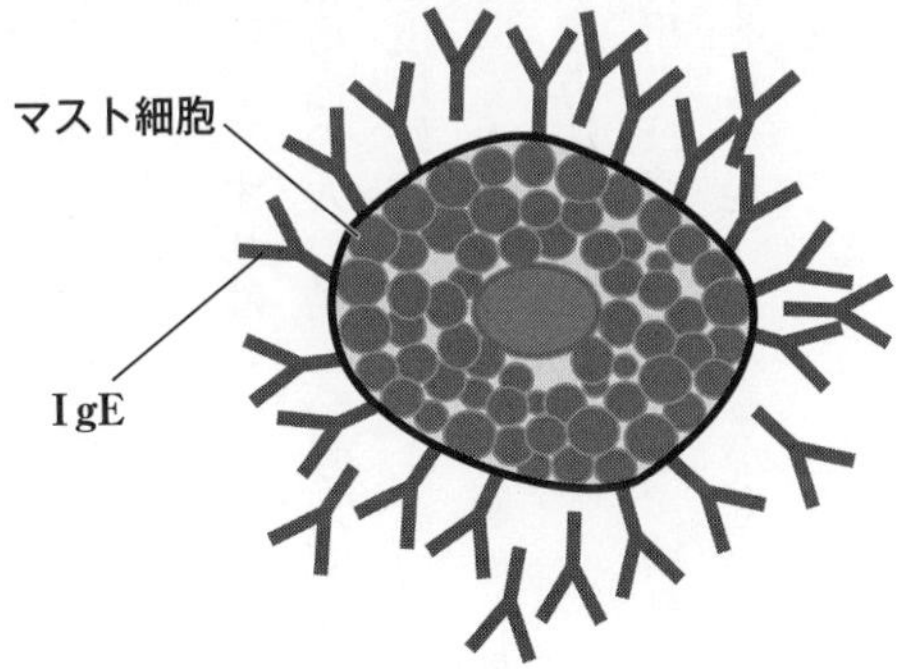

IgEは、マスト細胞にＹの下の部分をつけ、両手を広げたような形でアレルゲンを待つ。

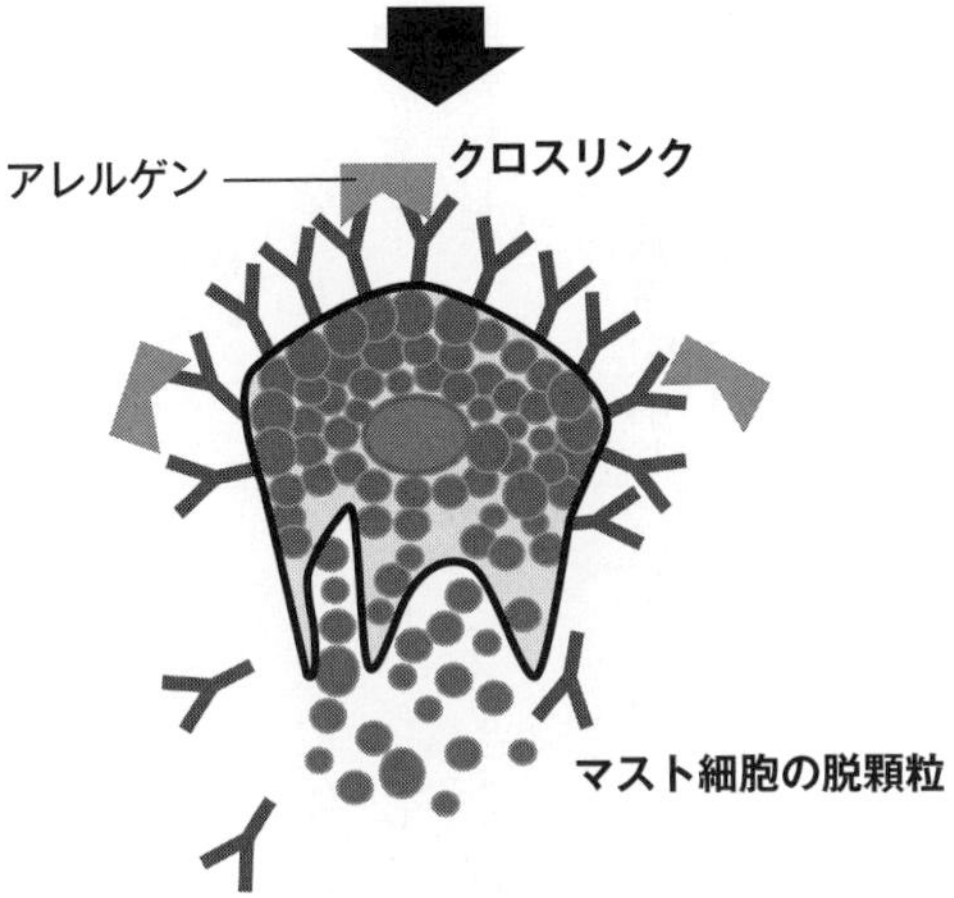

隣り合った二つのIgEのＹの鍵の先に、一つのアレルゲンが同時にはまる「クロスリンク」が起きると、マスト細胞が「脱顆粒」する。

アレルゲンに対する多重の安全装置になっている、といえるだろう。

しかしアレルギーの強い人の体内では、多数のマスト細胞上に無数のＩｇＥが結合している。そこに花粉などがバッと大量に入って来れば、いっせいに脱顆粒が起きるのだ。


ではどうすればいいか？

花粉症の人の場合を考えてみよう。マスクをすればアレルゲンである花粉の侵入をある程度は妨ぐことができる。また、鼻粘膜をレーザーで焼いてしまうことでＩｇＥを結合しにくくする方法もある。もちろん脱顆粒してしまったら抗ヒスタミン剤で症状を軽減する方法もある。

物事には原因があって、結果がある。自分の病気を治したいなら、どのようなプロセスでそれが起きているかを知り、それを改善することが必要だということである。

第四項　どのようにして脳に伝わるのか

三次ニューロンで伝達する

末梢性のかゆみの発生源は、マスト細胞とヒスタミンだということがわかった。

それでは、かゆみはどのようにして脳に伝わるのだろうか？

かゆみの伝達経路については、第一章でも「痛み」との違いを比較しながら簡単に触れているが、ここではもう少し丁寧に皮膚から脳へ伝わるしくみを見ていこう。

ここでの主役は皮膚、脊髄《せきずい》、そして大脳だ。それらを模式図にしたのが次ページの図6である。

痛みもかゆみも伝達のパターンは同じである。皮膚からスタートして、脊髄の後ろ側にある「後根神経節《こうこんしんけいせつ》」を通って大脳で知覚される。ただし大脳の中で、痛みを感じる部分とかゆみを感じる部位は少々異なる。

図6　かゆみの伝達経路

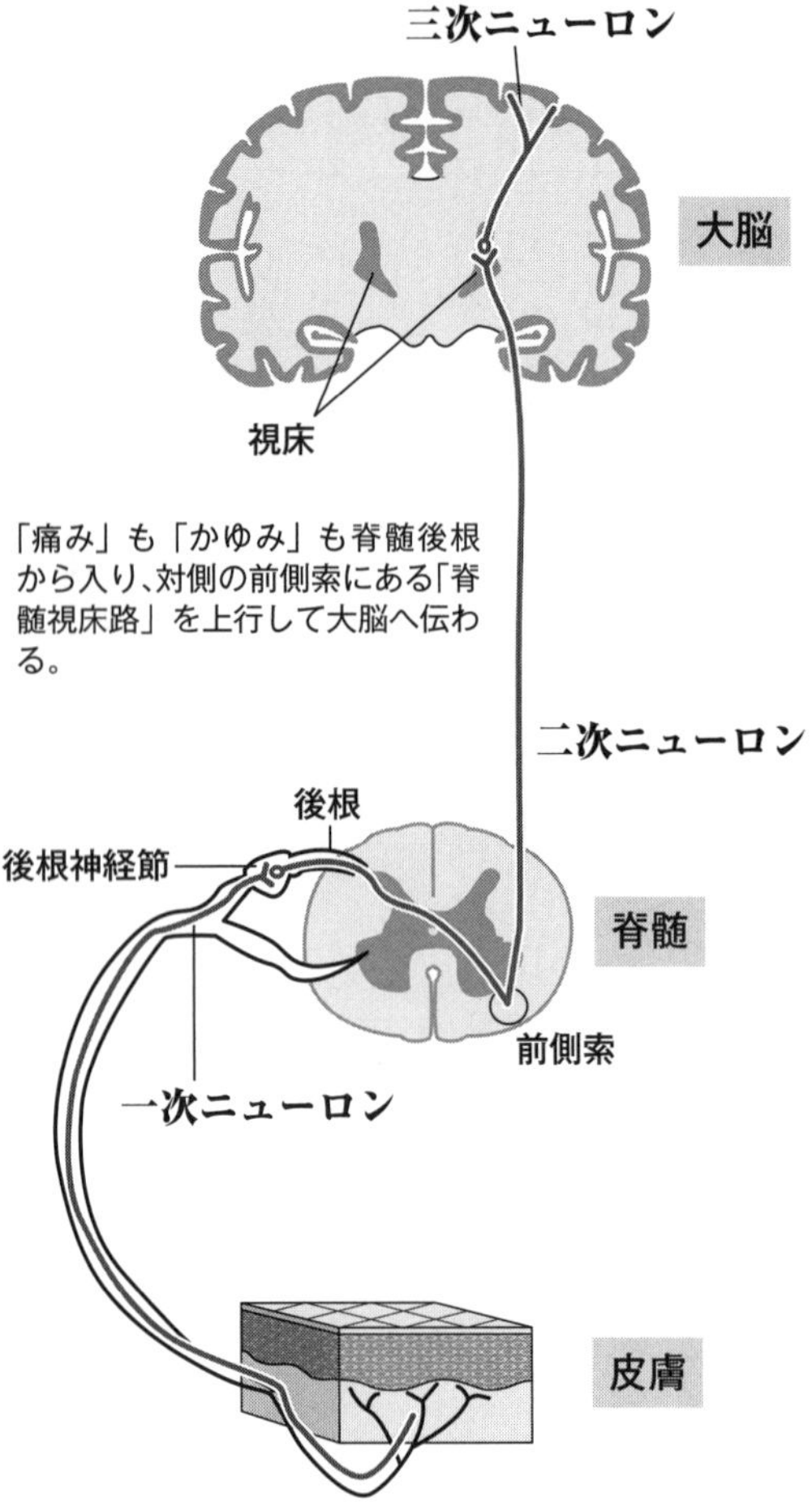

三次ニューロン
大脳
視床
「痛み」も「かゆみ」も脊髄後根から入り、対側の前側索にある「脊髄視床路」を上行して大脳へ伝わる。
二次ニューロン
後根
後根神経節
脊髄
前側索
一次ニューロン
皮膚

言うまでもないが、皮膚からの刺激は神経によって脳に伝わる。神経は無数の神経細胞が連なったもので、感覚神経は全身からの情報を脳に知らせ、運動神経は脳からの指令を全身に伝える。

脊髄は背骨の中にある中枢神経で、脳下部の延髄《えんずい》からつながって下へ延びている。脊髄は「脊髄反射」もつかさどっており、脳の一部だと考えることもできるほどの重要な部分で、ここを損傷すると半身不随《はんしんふずい》になったりする。

それではかゆみが脳に伝わるしくみについて、もう少し踏み込んで話していきたい。これは、「どうしてどんどんかゆくなるのか」あるいは「痛みがかゆみを抑制するのはどうしてなのか」といったことを理解するためには避けて通れないので、少し煩雑になるが、解説していくことにする。

それでは図6の模式図を順にたどって、ニューロン(神経線維)を乗り換えながら伝わるしくみを見ていこう。

まず、一次ニューロン。皮膚にあるヒスタミンのレセプターが反応すると、信号は後根神経節に入る。ここまでは一本の神経だ。

そこで別の神経、二次ニューロンに乗り換える。脊髄を交差するようにして前側索《ぜんそくさく》に出て、脊髄を脳まで上がっていく。

さらに脳の「視床《ししょう》」と呼ばれる部位で、また別の神経に乗り換える。これが三次ニューロンだ。痛みとかゆみは、ここまで同じ経路を通ってくるが、視床から先の大脳の中で別々の場所に到着する。

このようにして神経のパルス、つまり信号が、皮膚から脳まで到達するのだ。

かゆみが周囲に広がるしくみ「軸索反射《じくさくはんしゃ》」

「初めは皮膚の一箇所がかゆかっただけなのに、いつの間にかその周囲までかゆくなってきた」

この現象の大きな原因となっているのが「軸索反射」だ。

同じ「反射」といっても、第一章三五ページで出てきた「脊髄反射」とは、まったく別のものなので、それについてまず整理をしていこう。

脊髄反射は、文字どおり脊髄での反射だ。痛みなどの感覚神経からの情報が、脊髄へ伝わり（求心性の刺激）、反射で運動神経に対して逆向きの信号（遠心性の反応）を送り、手足を動かして痛みを回避するという生命の維持に不可欠な反応だ。素早い反応が必要とされるため、どちらもA線維を伝わる。

それに対して軸索反射は、「軸索」を「信号が駆け戻ってしまう」生体にとって不利益な反射といえる。

皮膚からの情報を集めるべく、神経は細かく分岐している。川の流れにたとえれば、神経末端が上流の細かい小川で、それが合流して川となり、さらに脊髄という大河に集まり、最後に脳にたどり着くという形だ。

ところが「神経線維という小川を下ってきたはずの電気信号の一部が、合流地点で他の小川を逆流する」という現象が起きてしまう。これが軸索反射だ。

つまり、軸索反射は実際には脊髄を介することのない、神経線維内の現象である。これは、本当の意味での反射ではない。どういうことかと言うと、特定の部位を刺激して求心性の神経細胞を興奮させると、その分枝である軸索を興奮が逆行して伝わる。

そして、末梢側でサブスタンスPなどの分泌を起こすという、あくまで見かけ上の反射なのである。そのため、偽反射（pseudoreflex）とも言われている。

私たちがかゆみを感じるときには、常にこの軸索反射が起きている。アトピー性皮膚炎でも、虫刺されでも、かぶれでも。

かゆみを増幅させるサブスタンスP

ただ信号が他の小川を遡ってしまうだけなら問題はない。ところが信号が逆流したその末端で、「サブスタンスP」が放出されてしまうのだ。

サブスタンスPの「substance」とは「物質」、「P」はPainつまり「痛み」の意味で、本来は痛みに関与する物質だ。痛みの信号が、先ほど説明した一次ニューロンから二次ニューロンへ乗り換える際に、その橋渡しをする物質である。しかし研究が進むにつれ、皮膚では紅斑《こうはん》（皮膚の表面が赤くなる状態）をつくる働きをしていることもわかってきたのだ。

さらに、サブスタンスPにはマスト細胞を脱顆粒させる働きもある。するとヒスタミンなどのさまざまな化学伝達物質が放出され、さらにかゆみは強くなるのだ。

もちろん、新たに出てきたヒスタミンを受け取ったレセプターは、新たなかゆみの信号を脳に伝えようとする。そこでまた軸索反射が起き、またサブスタンスＰがかゆみを強める。軸索反射とサブスタンスＰは連鎖反応を起こし、乾燥した草原に火を放ったようにかゆみは増幅していく。

第五項　掻くとらさに、かゆみを感じやすい体になる

かゆみ過敏状態

「服を脱いだり着たりするだけでかゆい」「ぬるいシャワーを浴びただけでかゆい」

こうした症状は「かゆみ過敏状態」と呼ばれる。これは二〇〇三年に提唱された概念で、皮膚が長期にわたって慢性に炎症を起こしていると、通常ならかゆくないようなわずかな刺激でも、かゆみとして感じてしまう困った状態を指す。

具体的には、アトピー、金属アレルギー、慢性湿疹を起こしている人などに見られる。慢性の皮膚病で常にヒスタミンの「かゆい」という信号が出ている人は、プロスタグランジンやブラジキニンのような痛みの刺激さえも、かゆみとして感じてしまうのだ。

六一ページで説明した「痛みがかゆみを抑制するしくみ」とは逆に、本来軽い痛みとして伝わるはずの信号が、かゆみとして認識されてしまう状態だ。これも広い意味でいえば、あとで説明する「かゆみの増幅装置」の一つといえるだろう。

かゆみに対して過敏になる理由は二つある。

一つは、「脳におけるかゆみの閾値が下がること」。もう一つは、「神経の末端がより皮膚の表面に近いところまで伸びてくること」である。

脳が過剰に反応していく

閾値という概念については六八ページで説明したとおりで、ある刺激による神経の興奮が一定の水準まで達したときに、知覚として感じられる興奮の最小値のことである。

私たちの身の回りにある電気製品などでたとえてみると、暗くなったときに自動点灯するセンサーライトや、煙に反応する火災報知機などが当てはまるだろう。雲が太陽をさえぎっただけで昼間に点いてしまうライトは電気代の無駄だし、家族で焼肉を楽しもうとしただけで火災報知機が鳴り響いたら楽しめない。機械にせよ人体にせよ、センサーは適切な感度でなければ支障をきたすものなのだ。

かゆみの閾値の場合、閾値が上がればかゆみは感じにくくなるし、逆に閾値が下がればちょっとした刺激でもかゆがるようになってしまう。

ダイヤルで感度調整ができるようなセンサーライトとは違い、人間の脳は複雑だ。日々の生活の中で受けた情報に基づき、成長し進化する。

熟練した寿司職人は、毎回同じ量のシャリを握れる。それは重さを量る感覚と、それを増減させる技術の両方を磨いてきたからだ。ロックしか知らない人がクラシック音楽を聴いて楽器の種類と数を当てるのは困難だが、そのジャンルを聴きこめば次第に可能になってゆく。

人間の脳は、繰り返される刺激に対して研ぎ澄まされるように進化してきた。そしてそれは、人類が存続するために有効な役割を果たしてきたのだ。食べ物の匂いや外敵の音に敏感にならなければ生きてはゆけないし、一方では無意味な雑音などの情報は無視しなければ頭がパンクしてしまう。

しかしかゆみの閾値が下がることは、そうした自己成長機能が悪い方向に働いたものといえるだろう。

かゆみの閾値が下がれば、たとえば健康な人なら七〇パーセントのかゆみ刺激で「かゆい」と知覚するところを、アトピーの人は三〇〜四〇パーセントの刺激で「かゆい」と感じるようになってしまうということだ。

かゆみが数値などによって絶対評価をして記録・検証するのが困難なのは、こうした背景がある。かゆみは常に主観的なものなのだ。

神経が表皮の中に伸びてくる

次に「神経が伸びてくる」とは、どういうことだろうか？

ここで、「ＮＧＦ」というものの話が必要になってくる。ＮＧＦは、正式には「ナーブ・グロース・ファクター」、日本語では「神経成長因子」、あるいは「増殖因子」と呼ばれている。

これも人体の正常なしくみの一つであり、NGFがなければ正常な皮膚感覚はなくなってしまう。しかしこれが過剰に働くことは問題だ。

第一章四七ページでも述べたが、皮膚の断面を顕微鏡で見ると、「表皮《ひょうひ》」「真皮《しんぴ》」「皮《ひ》下組織《かそしき》」の三層構造になっている。

本来、神経の末端は表皮真皮境界部までしか届いていないが、NGFによってこれが表皮内まで伸びてくると、知覚は過敏になる。

「神経が表皮まで伸びてくる」と言うと、驚かれることが多いが、それまで手袋越しに触っていたものを、素手で触るようなものなのだ。

これは二〇〇〇年に明らかになった事実だ。特殊染色で神経線維を染め出したところ、真皮と表皮の境界部までしか来ないはずの皮膚の神経線維が、慢性の炎症性皮膚疾患では、表皮内に伸びている様子が観察されたのだ。

NGFが働くのは、皮膚にダメージを負ったときだ。乾燥などによる掻き壊しによって表皮が損傷すると、生体はセンサーの感度を高めて情報収集をしようとする。それを実際に担当するのがＮＧＦなのだ。

第三章で解説する「乾皮症《かんぴしょう》」でも、ＮＧＦによって神経が伸びて、かゆみ過敏になってしまう。敵は乾燥、そして掻いてしまう自分自身の爪だ。だから保湿剤を塗ったり、掻けないようにガードしたりすることが有効となるのだ。

表皮まで伸びてきた神経は、ずっとそのままというわけではない。そうした対策によって皮膚の損傷が回復してくると、「センサーを伸ばす必要はないな」と判断して、次第に退縮していくのだ。

このような状態にならないようにするには表皮のバリアを壊さないようにすることが大切である。些細なことのようだが、風呂で体を洗うときにもゴシゴシしすぎないように注意する。

乾皮症に対する治療方法やおすすめの入浴方法については、一二三ページ以降で改めて書くので、ぜひそちらにも目を通してもらいたい。

第六項　かゆみを増幅させる装置

かゆみの無限ループ

本書の冒頭でも述べたように、かゆみとは「掻きたいという衝動を引き起こす不快な感覚」と定義されている。そして掻くことによって、さらにかゆくなる厄介な感覚でもある。

言わば、かゆみは「増幅装置」を持っているのだ。しかもそれは一種類ではなく、いくつもの増幅システムが並行して稼働しているのである。

ここまでに紹介したものを、整理しながら改めて挙げておく。

①イッチ・スクラッチサイクル

第一章で紹介したとおり、掻くことによってマスト細胞が脱顆粒し、脱顆粒によってかゆみが増える。かゆくなれば掻いてしまい、またマスト細胞が脱顆粒する……という、かゆみの負のスパイラルだ。

②軸索反射

脳に伝わるかゆみの信号が、神経の分岐点を逆流して周囲にかゆみを広げてしまう現象。そこを掻けば、さらにかゆみは広がってしまう。

③サブスタンスP

本来痛みを伝える化学伝達物質であるが、かゆみを修飾する作用も持っておりマスト細胞を脱顆粒させ、掻けば掻くほどいっそうかゆくなるという、連鎖反応をひき起こす。

④かゆみ過敏状態

皮膚が乾燥や慢性炎症に晒されると、NGF（神経成長因子）が過剰に働いて、神経が表皮の中まで伸び、かゆみに対する脳の閾値も下がる。掻いて皮膚が荒れることでいっそうかゆみを感じるようになり、さらに掻きたくなってしまう。

このように、かゆみは常に「よりかゆく感じる」ようにできているのだ

すでに述べたように、人はかゆい部位を掻くと快感を得る。脳がその刺激を「ご褒

美」と感じるからだ。

ヒト以外の哺乳類、そして鳥や魚までもが、かゆみを感じていると考えられている。「かゆい」「掻くと気持ちいい」という感覚は、生命が存在するために必要なものだ。たとえば自然界において、病原体は大きな敵だ。それを媒介する虫などを「掻き取って排除したい」という本能は、遥か遠い私たちの祖先が生き延びるために有利に働いたのだろう。

しかし、どんどんとかゆみが増幅することにどのような意味があるのだろうか？

外界からのかぶれや虫刺されといった刺激が主だった数億年前の原始的な生命には、原因物質を掻き取るということが生存戦略としては有効だったのかもしれない。だが、アレルギーなどがかゆみの主たる原因となっている現代の人類にとって、これらは厄介なしくみでしかなくなっているのだ。

第七項　搔かずにかゆみを抑える

冷やしてダブルブロック

もっとも安全な方法は、「冷やす」ことだ。

かゆい部分を冷却すれば、四つのメカニズムでかゆみを抑えることができるからだ。

①神経細胞の閾値を上げる
②酵素反応の抑制
③マスト細胞の脱顆粒を減らす
④ＴＲＰＭ８チャネルの活性化によるかゆみ信号の伝達抑制

難しい言葉を使ってしまったが、一つずつ解説していこう。

まずは「①神経細胞の閾値を上げる」について。

プロスタグランジンがかゆみの閾値を下げることはすでに述べたが、冷感刺激は逆にかゆみの閾値を上げる効果がある。

　ということは末梢性のかゆみだけでなく、はっきりした原因の存在しない中枢性のかゆみにも効果があるし、その両方を持ち合わせるアトピーのかゆみにも当然効果を発揮するというわけだ。

　続いて、「②酵素反応の抑制」について。ここでは「化学伝達物質の働きを抑えること」と思ってもらえばいい。

　皮膚内の酵素反応は、どれも体温と同程度か少し高い温度で、活発になる。それを冷やしてしまえば、活動が鈍くなるのは当然だ。ヒスタミンやサブスタンスPの活動が衰えるということは、軸索反射によるかゆみの増幅を抑える効果もある。

　そもそも、温度を下げると、すべての酵素反応は遅くなったり起きにくくなったりする。二四時間三六五日動いている私たちの心臓も、体温を下げれば活動が低下するし、温度を元に戻せば拍動を再開する。それを利用した心臓外科手術がおこなわれているのを、テレビで見たことのある人もいるかもしれない。

　もちろん、冷やしすぎは良くない。凍らせてしまえば組織損傷が起きて、元には戻らない。だから冷水などを使ってかゆみを抑えるには、摂氏十数度まで下げることが推奨されている。これならば凍傷などを起こすことなく、炎症を鎮めることができるだろう。

次に「③マスト細胞の脱顆粒を減らす」効果について。

マスト細胞の脱顆粒も生体反応の一つである。だから酵素反応と同様に、冷やせばある程度は抑制できるということである。

最後に「④TRPM8チャネルの活性化によるかゆみ信号の伝達抑制」。

新しい名前が出てきたが、これはレセプターの一種だ。この名前を覚える必要はないが、このあとのメントールの話で出てくるので、参考までに。

神経伝達に関する八二ページの図を見直してほしい。神経末端から大脳までは一本線でつながっているのではなく、後根神経節と視床という中継点でニューロン（神経線維）の「乗り換え」をおこなっている。

皮膚のTRPM8のレセプターが「冷たい」と感知すると、この乗り換えの中継点でかゆみ信号の伝達を抑制する、という効果があるのだ。

メントールが効く理由

市販されている虫刺されのかゆみ止めの薬には、よくメントールが入っている。ハッカやミントに含まれる、あのスーッとする成分だ。第一章で簡単に触れたが、ここではそのメカニズムを述べたい。

メントールには「冷感」があり、かゆみを忘れさせてくれるものである。

逆に、唐辛子で有名なカプサイシンを塗っても「痛み」を生じるため、かゆみは一瞬遠のくが、これは熱いシャワーと同じなので結果的には悪化してしまう。

ここで先ほどの、レセプターの話をもう少しだけさせてもらおう。

皮膚に無数に存在するレセプターには、温度を感知するものがある。それも、温度帯によって活動するものが違うのだ。

・八度から二八度を感知するレセプター（ＴＲＰＭ８）
・一七度以下を感知するレセプター（ＴＲＰＡ１）
・二七度から三五度を感知するレセプター（ＴＲＰＶ４）

・三二度から三九度を感知するレセプター（TRPV3）
・四三度以上を感知するレセプター（TRPV1）
・五二度以上を感知するレセプター（TRPV2）

この八度から二八度に反応するレセプターの名前が、前の項で出てきた「TRPM8」である。

おそらく複数のレセプターが同時に働くことによって、人は温度を感知しているのだろう。TRPM8が単体で反応しているなら「冷たい」あるいは「涼しい」、一七度以下のレセプター（TRPA1）と同時なら「冷たい」、二七度から三五度のレセプター（TRPV4）と同時なら「涼しくて快適だ」といった具合にだ。

ここでは、私たち人間が「心地良い」あるいは「不快だ」と感じている温度帯が、レセプターの種類によって分けられることを理解していただければ十分だ。

メントールは、実はTRPM8に結合して脳に信号を送る。

実際に温度は低くないのに、脳は「冷たい」と誤解してしまうのだ。ということは、九七ページに挙げた、冷やすことの四つの効能のうち、「①神経細胞の閾値を上げる」

と「④TRPM8チャネルの活性化によるかゆみ信号の伝達抑制」が作動する。つまり脳の閾値が上がり、かゆみ信号の伝達が抑制されるのだ。

しかし、あくまでもそれは脳の誤解に過ぎない。実際には温度は下がっていないので、「②酵素反応の抑制」と「③マスト細胞の脱顆粒を減らす」の働きはないのだ。だからメントールをつけるよりも、実際に冷やしたほうが効果は大きいのである。

ちなみにカプサイシンは、四三度以上を感知するレセプターに結合し、脳に信号を送っている（TRPV1）。

メントールは、かゆみのごまかしの成分としては最高だ。ごまかしといってもこれは良い意味で、決して皮肉ではない。たとえば虫刺されの場合、一番の敵は自分の爪だ。かゆいからついつい掻いてしまい、治癒を遅らせてしまう。そこで感覚をごまかして、かゆみを感じなくすれば、回復の邪魔をすることを防げるからだ。

ごまかしておいて、あとは自然治癒力に任せておけばいい。

もちろん、慢性炎症の場合には、そんなことをしていてはいけない。もはや聞き飽きたかもしれないが、原因を取り除くことが大切なのだ。

温熱刺激はかゆみを強めるのか

これも第一章で触れているが、かゆみを撃退する方法として熱いシャワーを浴びるのは、絶対におすすめできない。そのほか、かゆみ止めとして温熱や痛みの刺激を用いる塗り薬もあるが、これも同様だ。

熱いシャワーやカプサイシンを含有したクリームなどは、四三度以上の温度に反応するレセプター「ＴＲＰＶ１」を刺激する。そして痛みのレセプターを活性化するため、その場はかゆみに対して抑制的に働く。

しかし、かゆみ過敏状態にある人の場合、前述のように、かゆみに対しても促進的に働いてしまう。つまり、ますますかゆくなってしまうのだ。

かゆみ対策を考えるとき、スーッとするメントールは、短期的にごまかすためには有用だ。しかしヒリヒリするカプサイシンは、その場しのぎとしても使うべきではない。

ふたたび人体の一般原則の話をすると、タンパク質が変性してしまうような高温でない限り、温めれば温めるほど、生体反応は活性化するのだ。

皮膚の中のマスト細胞やヒスタミンたちにおとなしくしていてもらいたいならば、温めるのは良くないことがわかるだろう。

第八項　異常な知覚と、どのように向き合うか

改めて「かゆみ」とは何なのか

ここで、これまでに見てきた「かゆみ」についてまとめておきたい。

①掻破行動をともなう、痛みとはまったく違う、体表の異常を知らせる知覚である
　痛みに対する対処で、生理的な快感をおぼえることはない。

　そして、あくまでも手の届くところ、つまり体表の感覚であって、体内深部がかゆくなることはないのだ。

②掻き壊すことで、痛みによって、抑止がかかる感覚である
　掻くことによって皮膚に大なり小なり損傷を与えると、その痛みによってストッ

プがかかる。それによって掻くという行動は停止するのだ。

このような感覚は、ほかにはない。非常に特殊なものだといえるだろう。
③掻くことで快感が得られる感覚である
かゆい、という感覚自体は不快なものだ。しかしそれにともなって起こす「掻く」という行為で、自らを傷つけながらも快感を得られてしまう。これをして「悪魔のような感覚だ」と評する人もいるほどだ。
④精神状態に左右される感覚である
アトピーの話などでもわかるとおり、かゆみには精神状態が大きく影響する。

生理学的には、エンドルフィンやエンケファリンといった生体内モルヒネ様物質の関与が大である。
⑤種々の増幅装置がついているため、一度陥ると抜け出せない、異常な知覚である
かゆみには、イッチ・スクラッチサイクル、軸索反射、サブスタンスPといった増幅装置が幾重にも備わっている。

たとえば、ネコなどの動物にヒスタミンを注射してかゆみを起こさせると、死ぬ

まで掻き続けてしまう。「掻くのをやめよう」ということを学習する能力がないので、傷が開いて出血多量になってしまうまで掻き続けてしまうのだ。

以上が、かゆみについての最新の知見だ。

体が掻いてほしいと言っている

「かゆみは、体が『掻いてほしい』と言っているのだから、本能にしたがって自由に掻けばいい」という人がいる。

たしかに、かゆみというのは皮膚の異常を知らせ、掻くことでそれを排除するための知覚だ。それが必要なだけしか働かないのならば、そのとおりだろう。

人体は、想像を超えた精緻なシステムだ。しかし、決して完璧なものではない。

かゆみを感じるようになったことは、人類の存続にプラスに寄与した。感じない個体よりも、寄生する虫を排除したり、かぶれる物質を取り除いたりすることで、苦痛を減らしたであろうから。かゆすぎるからといって、そう簡単に死ぬことはない。特に人間のように、理性を持った動物であればなおさらだ。さらに痛み刺激はかゆみを抑制してくれる。

しかし現代ではアレルギーのように掻き取ることのできないかゆみも数多く存在している。免疫が狂ってしまっているアレルギーを持つ個体にとって、どんどん増幅されるかゆみというものが必要なものだと考えるのには少々無理があるのではないだろうか。

「掻きたい」欲求に流されない

「かゆい」と感じ、「掻きたい」と感じる。だから掻く。掻くと気持ちいい。だからどんどん掻く。皮膚を掻き壊して傷になってしまう。血が出る様子を見て掻いたことを後悔する。しかし治りかければ、またかゆい。そして掻く。一瞬の快感のために、あとのことを忘れてしまう……。かゆみとの戦いは複雑だ。

「もうかさぶたができているから大丈夫だろう」

「傷の隣なら大丈夫だろう」

「爪の外側ではじくように掻けば傷はつかないだろう」

すると、いつまでも傷は治らない。しかしつい、まあいいや、と思ってしまう。「掻くな」と言われても、脳の深いところが「掻け」と言っているのだから……。

ヒトは、本能だけで生きているわけではない。

高等な動物ほど本能によって行動する部分が少なく、先祖などから学んだ知識に基づいて判断をする。犬や猿はもちろんのこと、カラスも多くのことを後天的に学習する。

私たち人類は、強力な牙も、速い足も、分厚い毛皮もないのに地球上でこれほどまでに繁栄した。これは知恵と、複雑に動く両手によって得たものだといわれる。

両手を働かせ、外敵を排除し、食料を獲得し、文明を育んできた。そして人体に関する知識を増やし、医学を発達させた。だから本能にしたがって掻くことだけでなく、掻かないことで身の安全を守ることができるようになったはずだ。

しかし、だからといって現代の科学でも、本能のスイッチを完全にオフにはできない。イッチ・スクラッチサイクルや軸索反射、サブスタンスPは、細胞レベルの働きだからだ。

だからこそ、異常を知らせてくれるかゆみという感覚の声に耳をかたむけながらも、本能だけに身を委ねたりはせずに、正しい知識を持って対処する。これは人間だからこそできる業と言える。

第三章

医者にかかる前に知っておきたい治療法

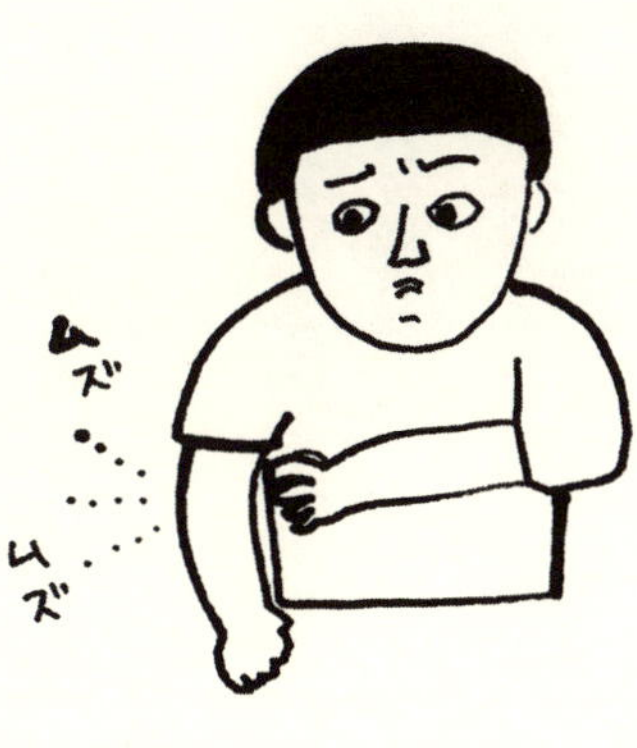

第一項　現実には知識のない医師もいる

適当にステロイドを処方している医師たち

アトピーなどのアレルギーや原因不明の慢性湿疹などによるかゆみに悩まされている、悩まされた経験がある、あるいは、お子さんなどご家族が皮膚病を患っていて、本書を手に取ってくださったのかもしれない。

私は、皮膚科の専門医として日々、何百人もの患者さんを診ているが、その中には、いくつもの病院を転々と渡り歩いてきたという患者さんも大勢いらっしゃる。

なぜそのようなことが起きるのだろう?

端的に言うと、日本のアトピー治療の技術、皮膚科医のアレルギーへの取り組みが、まだまだ未熟だからではないか。アトピー治療を例に挙げてみたい。

私がかつて勤めていた大学病院では、当時、奇病の研究には余念がなかったが、アトピーとわかると、研修医が当番制で務める「なんでも外来」に回されてしまい、まともな治療を受けられなかった。

適当にステロイドの外用剤を出しておいて、それが効かなくなれば「もっと強いステロイドを出しておけばいい」といった具合で、どんどん症状を重症化させてしまうようなこともしばしばだった。大学病院の皮膚科とは思えないような治療法である。蛇足だが研修医は専門医ではない（卒業後五年以上たたないと、専門医試験を受ける資格さえ得られないのだから）。

また、アトピーという病気は、ほんのわずかな環境の変化や治療のさじ加減によって症状が大きく変化するため、できれば同じ医師がずっとかかりきりで診るのが基本である。

しかし、大学病院というところは三ヶ月ごとに人事異動があり、同じ医師が繰り返し診てくれることはまずあり得ない。大学病院だから治るという考えは、ことアトピーに限っては完全に誤解なのだ。

街のクリニックの医師でも、皮膚科の専門知識がないにもかかわらず治療をおこなっているケースは多い。日本では、自分の専門外の分野であっても「標榜」して良いという制度になっているため、たとえば内科医であっても、「内科、皮膚科」という看板を立ててクリニック運営することが可能なのだ。

内科が専門の医師の場合、自分の専門分野だけでは患者さんが集まらないために、一見簡単そうな皮膚科を同時に標榜することが多いようだ。そういう医師に限って「皮膚科ではステロイドと抗真菌薬《こうしんきんやく》（水虫の薬）と抗生物質の軟膏《なんこう》をどれか適当に塗っておけば治る」と信じている。

極端な例だと、これらを三つ混合して、「どれかの成分が効くだろう」と処方してしまうかなり乱暴な医師もいる。このような処方を見ると、我々はただただあきれるしかないのだが。

医師からしてこのような状態なのだから、患者さんが民間療法などに頼りたくなるのも無理はない。しかし、そうしたものの中には、理に適っていて効果があるものもなくはないのだが、残念ながら多くは首を傾げたくなるものばかりである。そういったものに頼っている間に、症状がより悪化し、治療に時間がかかるようになってしまうケースも多い。

アトピーはたしかに原因がわかりにくく、治療にもかなりの時間がかかる厄介な病気だが、根気よく原因を探し出し、それを除去するという治療法を続けていけば、必ず良くなる病気である。

しかし、大学病院の医療システムの問題や医師の未熟さのせいで、病院をたらい回しにされ、どんどん症状を重症化させてしまい、いつまでも苦しみ続ける患者さんはいまだにあとを絶たない。

理解していれば、治療法は論理的に見えてくる

さて本書では、ここまでの第一・二章で、「かゆみ」の性質や特徴、そのメカニズムなど、総論的なことを述べてきた。

私たちにとってかゆみとは一体何なのか？　そして最新の医学は、かゆみをどのように捉え、どう抑えていこうとしているのかを、ある程度理解いただけたと思う。

ここからは、各論として、一般的に頻度の高い「かゆみ」をともなう病気のメカニズ

ムと、私が実際におこなっている治療法の一部を紹介しよう。

かゆみが起きるメカニズムがわかれば、当然正しい対処法が見えてくる。そうなれば、不安や疑問を抱えながら医師の言うことにしたがうだけではなく、自分自身で納得して治療に取り組むことができるだろう。

また、先に挙げたような、しっかり病と向き合ってくれない医師や、皮膚科の知識がないのに治療しようとする医師たちを容易に見分けられるようになると思う。そんなふうに役立ててもらえれば幸いである。

第二項　虫刺され・かぶれ・日やけは、表皮《ひょうひ》のダメージ

日常生活の中で一番多いかゆみ

虫に刺されて炎症を起こすと湿疹になる。湿疹とは皮膚炎のことであり、表皮に炎症を起こす病気の総称である。かぶれも一種の湿疹であり、外部からの刺激が原因となっ

ている場合をいう。また、日やけは紫外線によるヤケドの一種であり、ひどいときにはむくみや水ぶくれも生じる。

本書でも書いてきたが、湿疹とは基本的に「表皮の炎症」である。つまり、虫刺され・かぶれ・日やけの共通点は、表皮のダメージが原因であるということである。

これらは日常生活の中でもっともよく見かける「かゆみ」の代表例といえるだろう。いずれも一過性のものであり、多くの人はよほどひどいものでない限りは、自然治癒に任せているのではないだろうか。

ではこのメカニズムを簡単に説明していきたい。

まず、皮膚の一番外側である表皮に、虫が刺した、漆《うるし》がついた、紫外線が当たった。それによって表皮細胞がダメージを受けたとする。

すると、インターロイキン1（IL－1）や腫瘍壊死因子《しゅようえしいんし》－α（TNF－α）といった化学伝達物質が出てきて、マスト細胞が脱顆粒《だつかりゅう》し、ヒスタミンが出てくる。ヒスタミンの刺激がC線維を駆け上がり脳にかゆみを伝え、同時に軸索反射《じくさくはんしゃ》が起き、サブスタンスP（Sub－P）によって、かゆみと炎症が増幅される。

これが湿疹等の表皮のダメージが原因となる病気のメカニズムである。

表皮の炎症を止め、掻かないようにする

ではこれを治すには、どうしたらいいか？

最初の原因が表皮細胞のダメージであるのだから、それを元に戻すに限る。つまり、抗炎症作用のあるステロイドを外用するのがもっとも良い方法である。

ステロイドについては、アトピーの項目で改めて書くが（一四五ページ）、こうした一過性で原因のはっきりしている症状を抑えるには、最適の方法といえる。

ステロイドというだけで、不安感や拒否感を持つ人もいるだろう。私も、アトピーのような原因が特定しにくい病気に対していたずらに、盲目的に使うことには大いに疑問に思う。

しかし、虫刺され・かぶれ・日やけのような、原因のはっきりしている一過性の症状を、悪化させることなく早く治そうとするのであれば、ステロイド剤の外用は非常に有効である。使用期間は短いため、副作用の心配もほとんどないのだから。外用ステロイ

ドの副作用は、基本的に長期使用で現れるものなのだ。

また、かゆみが強い場合は、抗ヒスタミン剤の処方も有効だ。掻きむしらずにいてくれれば症状は悪化しない。炎症を抑え、かゆみを抑えることが重要なのだ。もちろん、かゆみを抑えるために患部を冷やすのも効果的である。

症状が軽いならば、またどうしてもステロイドが嫌だという人は、メントールなどの入った市販の塗り薬を使ってもいいだろう。多少治癒に時間はかかるが、掻くよりはずっと良い。

第三項　じんましんのかゆみは、ヒスタミンが原因

じんましんは真皮《しんぴ》で起こる

じんましんは、皮膚が炎症を起こして赤く盛り上がり、かゆみをともなう疾患である。ポツポツとした赤い小さな点になるものや、斑点がつながり地図状になるものもあ

る。この炎症は数十分から数時間で消えることが多いため、たとえば就寝時に症状が出ていても、朝起きたときにはもう跡形もないことがほとんどである。

ただし、かゆみが強い場合や、じんましんが頻繁に出るような場合は、早めに皮膚科にかかることをおすすめする。ちなみに、顔にできるじんましんは、あまりかゆみを感じず、腫れるだけのことも多い。

じんましんの特徴は、炎症が起こるのが表皮ではなく真皮であるという点だ。

さて、じんましんの原因はいくつもあるが、体力が落ちているときに、サバや蕎麦などのヒスタミンを多く含む食品を食べたことがきっかけで出るケースが多い。

メカニズムを見てみよう。

すべてのじんましんは、血中のヒスタミン濃度が上昇することから始まる。原因は、大きく分けて、「アレルギー反応」と「ヒスタミンの過剰摂取」の二つが考えられる。

まず、アレルギー反応の場合。アレルギーを起こす食品（アレルゲン）を誤って摂取すると、これらは腸管で吸収され、血中のマスト細胞とクロスリンクし、脱顆粒を起こしてヒスタミンを放出する。さらに血管から真皮に浸潤したマスト細胞からもヒスタミンが分泌される（四九ページ）。

また、アレルギーとは無関係に、単にヒスタミンを多く含む食品（サバ、蕎麦、筍など）をたくさん食べたことでもじんましんは生じる。食品中に含まれるヒスタミンは腸管で吸収され、血流に乗って皮膚に到達する。そして表皮真皮境界部にあるヒスタミンレセプター（受容体）に結合すると、興奮がC線維を駆け上がってかゆみが伝わる。同時に、軸索反射を起こし、サブスタンスPを介して皮膚のマスト細胞がさらに脱顆粒して増幅されるため、かゆみがどんどん広がるのである。

ヒスタミンが血中で増えると、①真皮の小静脈《しょうじょうみゃく》（毛細血管が集合してできる細い静脈）が縮み（細静脈《さいじょうみゃく》収縮）、反対に②小動脈が開き（細動脈拡張）、結果として③真皮の毛細血管内圧が上がり、血漿成分《けっしょうせいぶん》の漏出が盛んになる。これをじんましんのヒスタミン・トリプルレスポンス（ヒスタミンによる三つの増悪反応）と呼ぶ。

ステロイドを塗ってもじんましんは治らない

じんましんの治療でステロイドを塗ることは、あまり意味がない。

掻きすぎて表皮が傷ついているような場合にステロイドを外用するのは効果があるかもしれないが、メカニズムを理解していればおのずと答えは出るはずだ。

内科や小児科などの皮膚科が専門でない医師の場合、しばしばステロイドを処方していることがあるが（残念ながら皮膚科医でもまれにいる）、こうした医師には注意してほしい。じんましんにステロイドを外用するということは、じんましんのメカニズムを理解せず、安易に「皮膚の炎症にはステロイドを塗っておけばいい」くらいに考えているということなのだから。

ではどうするか？

真皮のヒスタミンが原因であるのだから、「抗ヒスタミン剤を飲んでもらう」のが一番である。内服すれば、ヒスタミンがレセプターに結合するのをブロックしてくれるわけだから、原因はやがてなくなり、かゆみは止まる（五九ページ）。だから、じんましんには抗ヒスタミン剤を飲ませたり注射したりするのが良いということになる。

なかには、「抗ヒスタミン剤は眠くなるので飲みたくない」と言う患者さんもいるが、そういう場合は外用の抗ヒスタミン剤を処方することもある。もっとも、外用剤のみでは当然治りはよくないので、このような患者さんには効果は弱くても眠くならない抗ヒスタミン剤を処方するのが一般的だ。

また、じんましんのかゆみを抑えるには、冷やすのが効果的である。逆に、熱い風呂に入浴して体を温めてしまうとかゆみが悪化することは確実なので、じんましんが出ている間は控えてほしい。

ただし、大学病院の救急外来に救急車でやってくるような、呼吸困難（気道閉塞《きどうへいそく》）を起こしているじんましんの患者さんの場合には、単発で多量のステロイドの静脈注射が有効であることは書き添えておく。

第四項　乾皮症《かんぴしょう》や乾燥肌は、かゆみ過敏状態になっている

乾燥によってかゆみを感じやすくなる

乾皮症とは、皮膚が乾燥してガサガサになったり、ウロコのようになったりして、ポ

ロポロと剝がれてくる病気で、これも強いかゆみをともなう。特に高齢者に多い病気であり、ほかに軽症のアトピーも関係するが、ここでは話を単純にするために炎症をともなわない乾燥肌、乾皮症に限って話を進めよう。

まずメカニズムについて。これは皮膚の乾燥が発端になる。原因は、「冬場コタツに入ったりストーブにあたったりしたことで乾燥させてしまった」「石鹼の使いすぎで皮膚のバリアを落としすぎてしまった」「アカスリをして皮膚のバリアを自分で壊してしまった」などである。

こうして皮膚のバリアが剝がれ落ちて乾燥が進むと、九一ページで述べたように、NGFが出て、本来は真皮と表皮の境界部にある知覚神経の末端が、表皮の中まで伸びてくる。皮膚のバリアが失われたことで、危機を察知し、外部に対して探知機を出すのだ。

そうなると、神経末端が皮膚表面に近づいてくるわけだから、感覚が当然敏感になる。水やお湯がついただけ、着替えの際に衣服が触っただけでも、それが刺激となって興奮がC線維を駆け上がる。皮膚が「かゆみ過敏状態」になれば、かゆみと無関係の刺激さえ、かゆみと感じられ、さらに軸索反射も起きるため、かゆみは広がる。

その状態で皮膚を掻き壊せば、インターロイキン1やTNF－αが出て、マスト細胞が脱顆粒してヒスタミンが出て、またかゆくなる。これが、乾皮症や乾燥肌のかゆみである。

表皮のバリアを取り戻す

この場合、まず必要な治療は失われた皮膚のバリアを補修することである。たとえば、ワセリンや保湿剤などで保湿することが一番だ。それと、アカスリはもちろん、木綿のタオルですら皮膚を洗うのをやめてもらう。乾布摩擦も厳禁である。

頻繁に乾燥するような人は、繊維質のもので体を洗うことや、ボディーソープを使うことも避けてほしい。石鹼も最小限にする必要がある。それに、ストーブを使うときは同時に加湿器も使うなど、とにかく皮膚を乾燥させないように心がけてもらいたい。

まださほど悪化しておらず、かゆみもむずがゆい程度であれば、保湿と日常生活に気をつけるだけで治っていく。

しかし、乾皮症が重症化していて、かゆみが強く、掻き壊してしまっていて表皮細胞が傷ついているような場合は、ステロイドの外用も必要になってくる。かゆみを掻いているうちに、イッチ・スクラッチサイクル（四六ページ）が回り始めて、サブスタンスPやインターロイキン1が出てくるようになってしまったら、それも止める必要があるからだ。

こういった場合は、保湿剤とステロイドの両方を塗るのが良い。また、かゆみがひどい場合は、抗ヒスタミン剤の内服も必要になるだろう。

寒いと表面に血液が来ないため皮膚は乾燥する

皮膚の保湿をすることはとても大切だ。しかし、五月から九月いっぱいぐらいまでの気温の高い時期は、保湿をするとかえってベタベタして蒸れたりあせもを誘発したりすることもあるため、症状がないようであれば、特別な対策は必要ない。なぜなら夏は気温が高いため皮膚末梢《まっしょう》まで血流が保たれ、汗も皮脂も活発に分泌されているからだ。

一方、十月初旬あたりになると気温が一〇度ほど下がって急に乾燥が始まる。

なぜ冬になると乾燥するのだろう？

もちろん、東京の冬のように外気が乾燥し、異常乾燥注意報が毎日発令されるような気候の影響は当然挙げられる。

しかし、冬場に乾燥する最大の理由は、「気温が低下することで血流が皮膚の表面に来なくなるから」なのである。寒くなると体温を逃がさぬよう皮膚の血管が収縮するため、血流が減る。血液という水分が来ていないのだ。

だから冬に乾燥するのは、湿度の問題だけではなく、気温による影響が大きいということだ。冬場は保湿を心がけてほしい。

また年齢が上がれば、皮膚の保湿力は若い頃と比べて弱くなり、乾燥しやすくなる。石鹼も若い頃と同じように使っていては、当然乾燥するわけだ。

バリアを保つ生活とは？

アカスリについてもう少し書いておこう。

アカスリをするということは、言うなれば「皮膚の角質層《かくしつそう》（バリア）をすべて取ってしまう」ということである。アカスリで取れるいわゆる「垢《あか》」は、ほとんどが老廃物ではなく、皮膚のバリアである。大切なバリアをナイロンタオルでゴシゴシそぎ落として、「こんなに垢が出た」と喜ぶのは、大きな間違いであることを知ってほしい。

若くて皮膚が健康な人が、アカスリをして何のダメージも起きないならば止めないが、乾燥肌の傾向があることを自覚している人や、少しでもアトピーの症状がある人の場合、絶対にやめてもらいたい。私は、バリアが弱っている人には、木綿のガーゼで体を洗うことすら控えてもらっている。

垢とは、何か特殊な事情があって、ずっと風呂に入れず、バリアの役目を終えた角質がそのまま付着している状態を指す。毎日風呂に入っている人がアカスリで出したものは、垢ではなくて大切なバリアなのである。

健康な皮膚の状態であれば禁止はしないと書いたが、とはいえ頻繁にアカスリを繰り返したり、風呂に入るたびに背中をゴシゴシ洗ったりするようなことを続けていたら、いずれは乾燥肌を誘発するし、擦った部位に色素沈着が生じ黒く汚い皮膚になってしまうため、気をつけてほしい。

背中をゴシゴシ洗うのは銭湯などで見かけるような光景だが、昔は固形石鹼の洗浄力は高くなく、今風のナイロンタオルやボディーブラシもなかった。おまけに風呂のある家も少なかったから、入浴は週に二日ぐらいだっただろう。そういう状況で銭湯に行くのだから、そのときにさっぱりしようとおもいきり体を洗っていた。

しかし現代は、毎日風呂に入るようになり、ボディーソープの洗浄力も格段に上がったため、昔の感覚で体を洗っていたのでは、大切なバリアがどんどん奪われていってしまう。体をゴシゴシ洗うのは、皮膚が敏感な人がこれほど増えてきたら、もはや注意が必要だということを知っておきたい。

ここで皮膚がデリケートな人におすすめの入浴法を紹介しておく。

たとえば男性なら、毎日朝か夜にシャワーを浴びるか湯船に浸かる。髪の毛は毎日洗うが、髪が短ければシャンプーはごく少量でいい。洗浄料は頭についたシャンプーがそのまま流れ落ちていくだけでも十分だが、においのある汗の出る股間や腋が気になれば、少量の低刺激の石鹼を泡立てて軽く洗う。もちろんタオルも何も使う必要はない。髪が短ければリンスも不要だろう。また、入浴後に男性用化粧水などをつける必要もない。

もちろん女性の場合は、そこまで簡単にはいかないかもしれない。しかし、シャンプーの回数や量を減らす、洗浄力の強いボディーソープをあまり使わないようにするなど、長期的に見て皮膚のバリアをできるだけ傷つけない洗い方をおすすめしたい。

第五項　慢性湿疹・金属アレルギーは、まず原因の除去から

かゆいしこりの多くはアレルギー

慢性湿疹とは、文字どおり湿疹が慢性化したもので、水疱《すいほう》、丘疹《きゅうしん》（皮膚が小さく隆起した状態）、紅斑《こうはん》といった急性の皮膚症状をかゆいにまかせて掻き壊したことで炎症が長引き、イッチ・スクラッチサイクルが回り出してしまって何年も治らない状態になった湿疹のことをいう。

金属アレルギーのように頑固なアレルギーが原因になっていることもあるが、単なる虫刺されを掻き壊し、毎日かさぶたを取るような行為をしていて生じることもある。

さて、金属アレルギーというと、ピアスなどで皮膚と金属が直接触れている部分がかぶれて炎症を起こす症状を思い浮かべる人が多いと思うが、これは「局所性金属アレルギー」のことである。

実は金属アレルギーにはもう一種類、「全身性金属アレルギー」というものがある。これは、食べ物や飲み物に含まれる金属、さらには歯科治療で埋め込まれた金歯や銀歯などや、骨折などの外科治療で埋め込まれたボルトの金属が溶け出して、体内を駆け巡って起こる症状である。

手のひらや足の裏に小さな水疱ができたり、痒疹と呼ばれる虫刺されのようなたくさんの皮膚のしこりやじんましん様《よう》の紅斑などができたりして、アトピーなどと誤診されることも多い疾患である。

もしあなたが慢性的な手足の湿疹や痒疹、じんましんなどで悩まされているならば、一度疑ってみたほうがいいかもしれない。かなり高い確率で金属アレルギーを起こしていると考えられるからだ。

ただし残念ながら、この全身性金属アレルギーについてきちんと理解している皮膚科医や歯科医はいまだに少ない。

また、金属アレルギーは、アトピーや花粉症などのアレルギーとは違って、IgE（免疫グロブリンE）の値が高くない場合がほとんどなので、この存在をよく知らない医師にかかって血液検査をしても、「金属アレルギーなんてないよ」と言われてしまうこともある。それは金属アレルギーのメカニズムが、他のアレルギーと少し異なっているからなのだが、こういう病気も鑑別してくれる医師にかからないと、正しい診断を下すことは難しいのだ。

金属アレルギーについて詳しく知りたい人は、拙著『Dr. 菊池の金属アレルギー診察室』（東京堂出版）を参照していただきたい。詳しい検査方法や、ここで取り上げる痒疹以外の治療方法についても書かれているので、金属アレルギーが疑われる人には、役に立つのではないかと思う。

話を戻すと、痒疹とは、米粒〜エンドウ豆大の治りにくいしこりのようになった慢性湿疹のことである。一見ひどい虫刺されのようにも見え、非常に激しいかゆみをともなう。

痒疹がたくさんできると、皮膚は固く厚くなった状態になっている。厚くなっているということは、かゆくて毎日掻いていることの証で、前に述べたNGFがたくさん出て神経末端が表皮の中に伸びてしまっているということだ。当然かゆみ過敏の状態にある。

イッチ・スクラッチサイクルは常時回っているため、掻破《そうは》により傷ついた表皮細胞からインターロイキン1やTNF－αはたくさん分泌され、ヒスタミンに限らず、サブスタンスPやプロスタグランジン（PG）などの痛みの物質も大量に出ている。

真皮にはリンパ球やマスト細胞などの炎症細胞《えんしょうさいぼう》がぎっしり集まって、「慢性の炎症性細胞浸潤《しんじゅん》」という状態になっている。

原因療法をするのが大前提

前項までに挙げてきた病気は、原因がはっきりしているため、治療方法は単純明快だった。

しかしここからは、原因のわかりにくい慢性疾患の治療となるため、なかなか一筋縄ではいかない。医師の技量が問われる治療である。

さて慢性疾患の場合は、まず何よりも長年にわたるイッチ・スクラッチサイクルを止めることが最重要課題となる。そのためにはステロイド外用剤を使用して、炎症を抑えることも大切だ。しかし、ステロイドだけの治療に頼ると、「いつまで塗らなきゃいけないのか?」という、心配と疑問を抱くのではないだろうか。

「ひとまず塗ってさえいれば大丈夫だから」と安易にステロイドを処方し続けていけば、やがては効かなくなり、どんどん強いステロイドに変えていかなくてはならなくなる。それでは当然、副作用のリスクは高まっていく。これではいつまでたっても治らないばかりか、患者さんを苦しめるだけだ。

ではどうすればいいのか? 「原因療法」を並行しておこなうことである。

原因療法とは、その症状を引き起こす要因を突き止め、除去することである。金属アレルギーだったら、どんな金属に反応するのか? その金属とは日常生活のどこで接触しているのか？　などを探ることである。慢性湿疹も同じく、その原因を調べることだ。

そのうえで、原因となるものを除去する。金属アレルギーで歯の詰め物が原因となっているならば、歯科でそれを取って金属以外の詰め物に替えてもらうなどである。

こうして原因となるものを除去すれば、必ず症状は消えていく。

これはアトピーの治療でも同じことだが、こうした原因療法をおこなわず、原因不明にしたままステロイドを使い続けていくのは、ゴールが見えず苦しいだけだ。また、仮に治ったとしても、治った理由もわからないのだから再発することも多い。だから原因療法は、慢性疾患の治療には欠かせないのである。

かゆみを抑えて搔かない

話を戻すと、イッチ・スクラッチサイクルを止めるためには、ステロイドや抗ヒスタミン剤を用いて、かゆみを抑える必要がある。痒疹の治療では特に、「重層療法」をおこなったり、「ステロイド含有テープ（ドレニゾン®テープ）」を使ったりする。

重層療法とは、ステロイドと他の外用剤を塗り重ねて使う方法で、たとえばステロイド軟膏《なんこう》を塗った上に亜鉛華《あえんか》軟膏（五二ページ）を貼りつけ、その上から包帯で一晩固定する。また、ステロイド含有テープとはステロイドが染み込ませてあるビニールテープのようなもので、これを患部に貼付することで掻きたくても掻けなくするのである。

こうして患部にステロイドを塗り、その上から掻けないように覆ってしまえば、引っ掻き壊しがなくなるため、徐々にNGFの分泌が減り、神経線維が退縮してヒスタミンのレセプターは正常な位置（表皮と真皮の境界部分）まで戻ってくる。

掻かなければサブスタンスPなどの化学伝達物質も出なくなり、炎症性細胞浸潤も減ってくる。そうなれば、患部はつるつるときれいな元の皮膚に戻るだろう。

原因が除去できていれば、もう再発することもない。そうなってはじめて、「治った」といえるのだ。

第六項　アトピーは、ステロイドだけでは治せない

アトピーになる二つの条件

アトピー性皮膚炎は、かゆみのある湿疹が良くなったり悪くなったりを繰り返す、慢性的な疾患である。そして患者さんの多くは、アレルギーを起こしやすい体質である。

アトピーを発症するには、大きく分けて二つ条件がある。一つは「先天的に皮膚が弱いこと」、もう一つは「アレルギーを持っていること」である。

「皮膚が弱い」とは、この場合は皮膚表面のバリア機能が弱いということである。もともとアレルギーを持っていても、皮膚のバリアがしっかりしていれば、アトピーにはならず、アレルギー反応は、鼻水や咳などの別の形で出るだけである。

また、アトピーの人は「アレルギー体質」であるともいえる。七六ページでも書いたが、Ｉ型アレルギーの強さはＩｇＥ値によって左右される。

たとえば、ネコアレルギーの人は、ネコの皮屑《ひせつ》や毛に対するＩｇＥの値が高いということである。この人が仮にスギ花粉に対するＩｇＥ値が低ければ、ネコアレルギーはあるが、スギ花粉による花粉症は起きないということになる。

しかしアトピー患者は、いろいろな環境因子に対するＩｇＥ値が高くなっていることが多い。検査で出たあらゆるものに対するＩｇＥ値を合計すると、アトピーでない人の一〇倍近くの数字になるのが一般的だ。つまりアトピーの人は、さまざまな周囲の物質に対してアレルギーを持つ、アレルギー体質というわけである。

皮膚のバリアが弱くても、アレルギー体質でなければアトピーにはならない。

ただし、もともとアレルギーのなかった人が、皮膚のバリア機能が低下したことで不幸にしてアレルギーを引き起こしてしまい、結果アトピーになってしまうというケースがあることが最近わかってきた。

アトピーとは関係ない洗剤かぶれの乳児を小児科に連れて行ったところ、検査も何もせずにアトピーと診断されてステロイドを処方された。原因などは特定されないまま、それを繰り返すうちにバリア機能の低下を起こし、その間さまざまなアレルゲンに暴露することで経皮感作《けいひかんさ》（一四一ページ）を受け、ＩｇＥ高値の本当のアトピーを発症してしまった……などという困った話が実はあるのだ。

心が絡む複雑な病気

アレルギー反応の最初に起こる、クロスリンクとマスト細胞の脱顆粒については、七七ページで述べたとおりだ。ここでは他の項目と同様に、アトピーを発症している皮膚の状態の分析から始めよう。

アトピーを発症している皮膚は、ＮＧＦが大量に分泌されていて神経線維は表皮の中まで伸長し、かゆみ過敏の状態になっている。

インターロイキン１やＴＮＦ-αが出ていて、慢性の炎症性細胞浸潤もあり、インターロイキン２（ＩＬ-２）、サブスタンスＰ、インターロイキン４（ＩＬ-４）、プロスタグランジン、ロイコトリエン（ＬＴ）なども皮膚にあふれている。

当然、ヒスタミンは大量に出ているし、軸索反射も起こっている。イッチ・スクラッチサイクルはずっと回りっぱなしだ。

さらに、アトピーの人の血液をよく調べてみると、原因はまだよくわかっていないが、エンドルフィンといったモルヒネ様物質（六〇ページ）の値が上昇していることも多い。

はっきりいえることは、アレルギー反応による末梢性の皮膚の変化だけでなく、エンドルフィンや心因性の要因など中枢性《ちゅうすうせい》の変化も重なって起きているということである。六四ページでも書いたが、ストレスによって悪化するなど、精神的な要素が絡む割合が非常に高いのだ。

ここまでに説明してきた病気のかゆみのメカニズムの中でも、もっとも複雑でわかりにくい部分が多いのがアトピーといえるだろう。

対症療法には、原因療法がともなわなければならない

アトピーの治療は、もちろん原因療法が第一である。それとともに、イッチ・スクラッチサイクルを止めるため、対症療法（症状を取ることを目的とした治療法）をおこなう。

原因療法については、まずは血液検査で何のアレルギーがあるかを確認する。アトピーを発症している人はダニやハウスダスト（ダニのフン）、カビや細菌などといった、身の回りにあって縁を切りたくても、なかなか切れないものに対するアレルギーを持っていることが多い。

金属やシャンプー、洗濯用洗剤など、原因がわかりさえすれば避けられるものについてはすぐに身辺から除去する。

続いて、ダニの死骸やハウスダストのアレルギーがあるとわかったら、まずはそれを除去することから始める。掃除を面倒がらないのは無論のこと、空気清浄機などで室内の空気をクリーンに保つように気をつける。

ダニやハウスダストのアレルギーが強ければ、布団を「抗ダニ仕様」に替えることが何といっても重要だ。なぜなら、どんな人でも寝具は長時間、直に接触するものだからだ。

アレルゲンを完全に除去することは難しくても、マスト細胞上でのクロスリンクを限りなく回避することができれば確実に症状は改善する。

食物アレルギーを「食す」という考え方

ただし、アトピーの人はそれ以外にもいろいろなアレルギーがあるため、たとえば、小麦も卵も牛乳も大豆もダメで、「さまざまなものを制限されて何も食べられない」ということも、まれに起こり得る。成長期の子どもの場合、必要な栄養素をとれないという場合もある。

食物アレルギーの最近の考え方としては、「経口免疫寛容《けいこうめんえきかんよう》」という概念が一般的である。これは二〇〇八年に提唱されたもので、簡単にいうと、たとえば「卵白アレルギーのある子どもに少量ずつ卵白を食べさせると、徐々に卵白アレルギーの反応が低下する」という、言い換えれば、経口免疫療法のことである（もちろん卵白に対するアレルギーが激しい場合は、反応が落ち着くのを待ってからこれらの治療を開始するのはいうまでもない）。

この経口免疫療法は、スギ花粉症の舌下《ぜっか》免疫療法（スギ花粉エキスを含んだキャンディーをなめさせることで、スギに対するアレルギー反応を緩和しようという試み）にも応用されていることを、最近耳にしたという人もいるのではないか。ただしスギ花粉症に対することの治療法は、まだあまり成果を上げてはいない。

皮膚のバリアが壊れていると、アレルギーを発生させるリスクが高まる（経皮感作）

反対に、かつて脱感作《だつかんさ》療法として知られたアレルゲンを皮膚に注射したり、塗ったりする方法は、アナフィラキシーショックなどを起こすこともあり推奨できない。

近年では小麦タンパクの入った石鹸を長期に使用した結果、小麦アレルギーを新たに引き起こしてしまい、小麦食品の摂取により重大な事故につながったというニュースは記憶に新しい。

つまり、消化管では分解、吸収されるアレルゲンを、腸内の免疫細胞（おもにTリンパ球）が免疫寛容（アレルゲンに慣れてだんだんアレルギー反応を起きにくくする状態）を誘導するが、皮膚ではむしろ経皮感作といってアレルギー反応を獲得する方向に強く働く。そのため、皮膚のバリアが障害された状態を放っておくのは、先ほど触れた洗剤かぶれの乳児の例に限らず得策ではないということになる。

最後に、抗アレルギー剤を用いて、アレルギーのＩｇＥを下げる治療もおこなう。ただし、これらの薬は効果を発揮するまでに年単位というかなりの期間を必要とするため、根気よくきちんと飲み続けてもらわなくてはならない。

外用剤を正しく使えない医師が、薬嫌いの患者さんを増やす

アトピーの対症療法について説明していきたい。

皮膚がただれてかゆみがあるような状態ならば、ステロイドを使って消炎をはかることが必要になる。アトピーとステロイドについては、このあと一四五ページ以降でまとめて書くとしよう。

ステロイドのほかに、「タクロリムス（プロトピック®軟膏）」もしばしば用いられる。これはアトピー皮膚の慢性炎症に対して多彩なメカニズムを介して効く、とても優れた薬だ。

第二章で述べた「かゆみの増幅装置」のうち、軸索反射やサブスタンスＰの働きをブロックし、イッチ・スクラッチサイクルを抑制したり、ＮＧＦの分泌を抑えてかゆみ過

敏を緩和したりする働きがある。

また、塗ると火照《ほて》り感やわずかにピリピリとした痛みを感じることもあるが、かゆみを抑えてくれる効果もある。これは第一章のかゆみと痛みの相互関係のところで述べた、痛みがかゆみのパルス（信号）を抑制するというメカニズムを介した効果であると推測されている。

しかし免疫抑制剤の一種なので、効果的に使用するのがなかなか難しく、たとえば不勉強な医師が使ったことで、ピリピリ感や火照り感だけを出してしまい、患者さんが違和感を訴えると「じゃあ、もうやめていいよ」と言って、効果が出る前にやめてしまう場合も少なくない。

結果的に、この薬剤が本来持つ優れた薬効を知る前に、タクロリムス嫌いの人が増えてしまっているのが残念である。

使い方が難しいのはそれだけではない。継続的に使用し、仮に火照り感やピリピリ感が消えたからといって安易に使い続けていると、ヘルペスやニキビといった感染症（副作用）を起こしやすいので注意が必要だ。また引っ掻き壊してしまった皮膚や、目の周囲には使用できない。

中枢性のかゆみの治療、皮膚の保湿もおこなう

かゆみを止めるために、抗ヒスタミン剤も用いる。ほかにも、中枢性のかゆみを取るために、抗うつ剤や抗不安薬などの向精神薬が効果的な場合もある。

たびたび述べてきたが、特にアトピーでは抑うつ状態など、精神的な状況が深く関係するケースもあるため、時には皮膚科だけでなく、精神科でコンサルテーション（精神科的アドバイス）などを受けてもらい、双方からのアプローチによって治していく必要もあるのだ。

もう一つ欠かせないのが、保湿とスキンケアである。

アトピーの人は皮膚のバリア機能が弱いため、普段から保湿やスキンケアで、バリアを補ったり守ったりする必要があるのだ。一二七ページに書いた、皮膚がデリケートな人の入浴法なども参考にしてもらいたい。

蛇足になるが、アトピーの患者さんに、「掻いてはいけないので叩きなさい」と指導

をする医療機関がある。これはまったくの誤りで、これまでにも述べたようにアトピーの人は皮膚が弱く壊れやすい、つまり細胞間の接着因子の働きが弱いため、特に顔がかゆいからといって顔面を叩き続けると、網膜剝離《もうまくはくり》を起こしやすく失明にもつながることがあるので、絶対にやめてほしい。

原因療法をおこなわない医師に気をつける

最近では日本皮膚科学会の啓蒙活動の効果もあってか、あまり根拠もないのにただただ「ステロイドは使いたくない」という患者さんはかなり減ってきた。それは良い傾向だし、使わなくてもすむような場合は使わなくていい、という意見には私も同意する。

しかし、イッチ・スクラッチサイクルが慢性的に回ってしまっていてかゆみ過敏も重症化し、皮膚は搔き壊しでジクジクになり、浸出液が止まらなくなっているような状態を元に戻せるのは、今のところステロイドしかないということが、ここまで順に読み進めていただいた方にはわかっていただけるのではないかと思う。

このような状態まで悪化させてしまった場合、もちろん原因検索も並行しておこない、先に述べたような方法でアレルゲンを除去しながらステロイドを使うのは、ある程度仕方のないことだというのは、理解しておいていただきたい。

「それでも絶対にステロイドは使いたくない」という患者さんもいる。しかし、使わなければイッチ・スクラッチサイクルを止めるのに時間がかかり、かゆみで長く苦しむことにもなるため、あまりおすすめできない。ここでもかゆみのメカニズムをきちんと理解しているかどうかが、正しい判断の決め手になると思う。

それに、かゆみが気になって仕事や勉強に集中できず、すべての日常生活が制限され、かゆみが強すぎて服も着られない、湿疹がひどすぎるから外出もしたくないということになれば、患者さんのＱＯＬ（生活の質）が悪くなってしまうだろう。

しかし残念なことに、いまだに原因療法をまったくおこなわず、ただ漫然とステロイドを処方し続けるような医師が多いのも事実である。際限のないその場しのぎの治療をおこなう医師たちは、患者さんの人生を何だと思っているのだろうかとつい疑問に思ってしまう。

「脱ステロイド」をうたう医師やビジネスにも要注意

　また逆に、「ステロイドは怖い」という考えだけで、リバウンドやその先のことを無視して患者さんからステロイドを取り上げる「脱ステロイド医」も大いに疑問がある。

　重症アトピー患者さんがステロイドをいきなりやめればリバウンドが起こる。日常生活に支障をきたすのは間違いなく、イッチ・スクラッチサイクルは治まるどころか、症状をより悪化させることは目に見えている。

　患者さんの不安につけ込み、アトピーで苦しんでいる患者さんに経済的にも精神的にも負担を強いるアトピービジネスにも注意してほしい。

　効果がはっきりしない健康食品や石鹼、サプリメント、漢方薬、はては「○○水」などというものを高い値段で売りつけたり、「脱ステロイドのために、会社を辞めて一年間部屋にこもってリバウンドと闘ってください」などと指導したりすることは、その患者さんにとって迷惑以外の何ものでもない。

アトピー治療のゴールは、ステロイドを使わなくて良い状態にすること

アレルギーやかゆみのメカニズムを理解した医師であれば、原因療法をきちんとおこなったうえで、症状が悪くなったときには上手にステロイドを使う治療もおこなう。もちろんその患者さんが過去に他の病院などで強いステロイドを処方されているケースもあるだろう。

そのような場合、症状を診ながら徐々に弱いものに変えたり、使用回数を減らしたりしていく。そしてアレルゲンの除去を徹底することやＩｇＥを下げることで最終的には皮膚炎を完治させ、ステロイドを使わなくて良い状態にしていく。

生まれつきの乾燥しやすいデリケートな肌に対して、冬場保湿剤を塗る程度で日常生活にはまったく支障をきたさないようにする。そこが治療のゴールであり、すべてのアトピー治療は、そこを目指さなくてはならないのだ。

アトピーは原因がやや複雑で、精神的な影響などさまざまな皮膚科以外の要因も絡む病気であるため、治療も複雑にならざるを得ない。そのため治癒までにどうしても時間

がかかってしまう。ゴールはあるが、その道は見えづらいものだ。

だから、医師も腰を据えて治療にあたる。検査結果、患者さんの生活スタイル、あらゆる薬の知識など、さまざまな情報を加味しながら、患者さん一人ひとりの病気の原因を探し、対峙していかなければならない。

しかし、このような原因療法、根本からの治療を真剣におこなっている医師は、日本ではむしろ少数派だ。

本書の読者の方々には、長期間つきあえる信頼できる医師を探してほしいと切に願っている。

なお、アトピーに関する細かいメカニズムや治療法、日本の医療の問題点などについては、拙著『そのアトピー、専門医が治してみせましょう』（文春文庫）、『「アトピー」勝利の方程式』（現代書林）にも書いているので、興味のある方はぜひそちらも参考にしていただければと思う。

第七項 ヘルペス(単純疱疹《たんじゅんほうしん》・帯状疱疹《たいじょうほうしん》)には外用剤はあまり効かない

ウイルスが神経を刺激する病気

ここまでは、かゆみをともなう代表的な皮膚病についてみてきた。ここからは、それ以外のかゆみをともなう疾患について解説していくことにする。

まず、ヘルペスには「単純疱疹」と「帯状疱疹」の二種類がある。

この二つの疾患の大きな違いは、原因となるウイルスが異なる点である。とはいえ、このウイルスどうしは近いものであり、親戚のような関係といえる。

まずは「単純疱疹」の話から。単純疱疹のウイルスは、皮膚に住んでいる。風邪をひいたり、疲労が溜まっていたり、日やけをしたりして、皮膚の免疫力が低下すると、ウイルスが表皮と真皮の境界部分で暴れて水疱をつくり、痛みが出る。

水疱が唇にできる「口唇《こうしん》ヘルペス」や性器にできる「性器ヘルペス」が有名だが、ほかにも「角膜《かくまく》ヘルペス」や「カポジ水痘様発疹症《すいとうようほっしんしょう》」などがあり、全身のあらゆる部位で発症する可能性がある病気だ。

また、初めて感染した場合と、再発した場合とで、症状が少し異なる点も特徴である。大抵は初めて感染したときが一番ひどく、水疱の痛みのほかに発熱などの全身症状が出る場合もある。

水疱は通常痛みをともなうが、痛みの神経である線維と、かゆみの神経である線維のどちらの神経末端でもウイルスが増殖して刺激するため、痛いもかゆいもある「痛がゆい」状態になる。

次に「帯状疱疹」について。帯状疱疹のウイルスは、水痘（水ぼうそう）ウイルスと同じものである。このウイルスは神経細胞に親和性があるため、水痘に罹ったことのある人の体では、脊髄後根《せきずいこうこん》神経節や三叉《さんさ》神経節に必ず潜んでいる。

何らかの原因で全身の免疫力が低下すると、このウイルスに対する抗体が減少して、ウイルスを制御できなくなってしまう。すると、ウイルスが神経節で増殖し、末梢へ向かって逆流していく。

神経節から皮膚へ向かって神経の中でウイルスが増殖し、神経線維を壊しながら皮膚に向かい、最終的には皮膚にたどり着き水疱を形成するのだ。

あらゆる知覚神経が障害され、ピリピリとした激しい痛みや触覚の鈍麻が起こる。経過中、しびれ、かゆみ、痛み、むずむず感などがごちゃ混ぜになったような症状が出てくる。

最初は、一番感じやすい痛みで気づくことが多いが、その部分を触ってみるとしびれていることも多い。いずれにしても初期は、激しい痛みが特徴のつらい病気である。単純疱疹と同様に、表皮と真皮の境界部分に水疱ができたり、浮腫性《ふしゅせい》の紅斑が生じたりするが、これらは神経の走行に沿って規則的に配列するのが特徴である。

発疹が治ってきて、痛みが取れてくると、それまで痛み刺激によって抑制されていたかゆみの信号（パルス）が顕在化し、「痛がゆい」と感じられるようになる。

このように、帯状疱疹の「かゆみ」は、ウイルスによる神経細胞の破壊が原因であるため、治癒過程で痛みとかゆみの相互関係が変化し、かゆみも感じるようになることがわかっていただけるのではないかと思う。かゆみは決して痛みの軽い感覚ではないということだ。

まずはウイルスを抑えること

ヘルペスの治療は、単純疱疹も帯状疱疹も、抗ウイルス剤の内服か点滴が基本になる。神経細胞内で増殖し、暴れているウイルスを早めに抑える必要があるからだ。内服薬のほか、抗ウイルス剤の外用薬もあるが、残念ながらあまり効果がない。単純疱疹の場合、病変部が表皮と真皮の境界部なので、抗ウイルス剤の外用のみで効くこともあるが、帯状疱疹の場合、病気の主体が神経細胞内であるため、抗ウイルス剤の全身投与がどうしても必要となってくる。

帯状疱疹の際に起きるかゆみは、知覚神経障害の治癒過程で感じられる異常感覚の一種であるので、かゆみのメカニズムに照らし合わせても、抗ヒスタミン剤は効かない。

第八項　かゆい水虫もかゆくない水虫も、治療の基本は同じ

水虫は真菌による接触皮膚炎

水虫は、皮膚のバリアをなす角質層についたカビ（真菌）の感染症である。真菌が皮膚の表面の角質層につくと、その異物を排除しようと、リンパ球や好中球《こうちゅうきゅう》といった白血球が皮膚の毛細血管から浸潤してくる。そこで炎症反応が起き、ジクジクとした小さな水疱ができるのである。

白血球が皮膚表面にやってきて、真菌を殺すための炎症反応が起きれば、インターロイキン1やTNF－αも分泌され、もうおなじみの結果としてヒスタミンも放出されるためかゆくなる。ヒスタミンレセプターからの刺激はC線維を駆け上がって軸索反射を起こし、かゆみが広がることになる。

水虫のかゆみは皮膚炎によるかゆみである。つまり真菌成分に対する接触皮膚炎とも

いえるのだ。漆などと同様、真菌の成分にかぶれていると考えることもできる。

しかし、水虫の中には、かゆみをまったく感じないものもある。「角化型《かくかがた》の水虫」というもので、高齢者や免疫力が低下した人が罹りやすい。かゆみはまったくなく、ただ皮膚がぼろぼろになって皮がむけるだけである。なぜかゆくないかというと、これは「免疫不応答《めんえきふおうとう》」といって、外部からの敵であるはずの真菌をリンパ球などの免疫細胞が退治しようとしないためだ。炎症反応が起きないので、インターロイキン1などが分泌されることもなく、ヒスタミンも放出されないため、かゆくならないのだ。

皮膚の表面は、炎症などが起こっていないため、かさかさに乾いている。そして、免疫反応が起きないために、真菌はいつまでもそこにい続ける。つまり、厄介な下宿人を構わずに住まわせてしまっている状態なのだ。

真菌退治は炎症を止めてから

水虫がかゆくても、そうでなくても、治療が必要なことに変わりはない。周囲の人にうつすからだ。

さて、水虫の場合、原因は皮膚最外層の角質層に存在する。だからここに抗真菌剤の塗り薬を塗るのが一番良い。

ただし、あまりに炎症がひどい場合は、いきなり抗真菌剤を塗ってはいけない。よくあるケースだが、自分で水虫だと診断した患者さんが病院に行くまでもないと思い、市販の水虫薬を買って塗ったところ「かえってひどくなった」と言って来院することがしばしばある。なぜだろう？

水虫という自己診断が間違っていた場合は当然だが、水虫の菌がいる場合でもこのようなことは起こり得る。抗真菌剤を塗ると、急に真菌がバタバタ死ぬことになるのだが、このときの免疫反応で生じた物質が悪さをするのだ。

つまり、インターロイキン1やＴＮＦ－αだけでなく、水虫をやっつけるためにリンパ球や好中球から放出されたその他の化学伝達物質が水虫菌を攻撃するのと同時に、強い炎症反応も起こすのだ。

このような場合では、ステロイドの外用が有効となる。「感染症にステロイド？」と意外に感じるかもしれないが、そのまま抗真菌剤を塗っていては悪くなる一方だ。まず、炎症を止めてやる必要がある。かゆみのメカニズムを考えれば、病気の主体はこの場合、角質層の水虫ではなく真皮のアレルギー反応なのだ。

もちろん炎症が治まったらすぐにステロイド剤は中止し、たとえ効き目が弱くても刺激の少ない抗真菌剤の外用に変更するのが良い。

逆に、角化型のかゆくない（炎症を起こしていない）水虫に対しては、初めから抗真菌剤を外用する。この場合、ステロイドはむしろ禁忌である。

以上のように炎症をともなう水虫の場合、抗真菌剤とステロイド剤のさじ加減は非常に難しい。ステロイドは炎症を取るが水虫菌を繁殖しやすくする。一方、抗真菌剤は水虫菌を殺すが、皮膚に刺激性があることが多く、かぶれやすい薬剤である。たかが水虫、されど水虫なのである。

第九項

しもやけは異常感覚

原因は、循環不全による組織破壊

しもやけというのは、末梢組織の循環不全により軽度の組織破壊が起こっている状態だ。冬の寒い日などに手、足、頰、鼻先、耳たぶなどが赤く、ジンジンとして痛がゆくなる症状である。

つまり、寒さで体が冷えると、自律神経は体温を保つために末梢血管を収縮させる。そのため指先や耳など先端部の血流が極端に少なくなり、酸素や栄養分（エネルギーのもとになるブドウ糖など）が末端組織までいかなくなる。

その結果、組織が壊れて炎症が起き、種々の免疫細胞からインターロイキン1、TNF－α、プロスタグランジン、そして痛みのメイン物質であるブラジキニンなどさまざまな化学伝達物質が放出され、痛みやかゆみのほかにもビリビリ感、しびれなどいわゆる異常感覚が出現するのである。

しもやけの治療の場合は、抗ヒスタミン剤やいわゆる消炎鎮痛剤（痛み止め）の内服は、一時的な症状の改善は得られるもののあまり効果がない。

なぜならこれらの症状は、循環不全や血行障害が主因であるため、血行を促進するビタミンEなどの内服や保温に努めることが肝心なのだ。

しもやけのかゆみのメカニズムを考えてみよう。

皮膚の感覚レセプターやその伝達経路自体が障害されるために生じる、皮膚の異常知覚といえるため（帯状疱疹のメカニズムに類似している）、やはり「痛がゆく」感じられるのである。

第一〇項　目のかゆみには抗ヒスタミン剤が効く

皮膚のかゆみはヒスタミン以外の要素も多い

かゆみのメイン物質であるヒスタミンによるかゆみには、抗ヒスタミン剤が効く。抗ヒスタミン剤の内服薬は何十種類もあるが、意外なことに、抗ヒスタミン剤の皮膚への外用薬は「ジフェンヒドラミン（レスタミンコーワ®）」くらいだ。

ところが眼科では、抗ヒスタミン剤の点眼薬（外用薬）が何十種類もある。なぜこんなにも違うのか？

ちょっと不思議に思うかもしれないが、目は粘膜であることを忘れてはならない。当然皮膚の角質層にあたる部分はない。つまり、外部からの抗ヒスタミン剤であっても直接に作用しやすいのだ。

また、目のかゆみは皮膚のかゆみに比べてヒスタミンがより強く影響している。

だから花粉症などで目の粘膜がかゆくなったとき、ヒスタミンを狙い撃ちすれば、かゆみの多くは取れるのだ。もちろん、重症のスギ花粉アレルギーを持つ患者さんが、目を擦りすぎて結膜に炎症を起こしてしまった場合は、ステロイドの点眼薬も必要になってくるのだが。

皮膚でのかゆみの主人公はたしかにヒスタミンだが、それ以外にもサブスタンスPやプロスタグランジン、ロイコトリエンといったヒスタミン以外の化学伝達物質もかなり影響する。表皮細胞は、それ自体がインターロイキンなどを放出する免疫細胞であるうえ、その中にまじって皮膚樹状細胞《ひふじゅじょうさいぼう》（別名ランゲルハンス細胞）という免疫細胞の中でも最強クラスの抗原提示細胞《こうげんていじ》（外界からの異物を認識し、免疫反応のきっかけを起こす細胞）が存在することも関係しているのだろう。

一方、目の角膜にはこれらは存在しないのである。

第二項　むずむず脚症候群は、中枢性のかゆみか？

脚を動かさずにはいられなくなる皮膚の異常感覚

本章では、さまざまな末梢性のかゆみのメカニズムについて詳しく解説してきた。しかし第二章（五七ページ）でも述べたように、かゆみには中枢性のかゆみという、かゆみの原因が実際目に見えない、把握しにくいものも存在する。中枢性のかゆみは、まさに今、研究が進められている発展途上の学問であり、まだまだわかっていないことも多い。

本章のメインテーマとはやや逸れるが、「かゆみ」と「心」の深いつながりを説明するうえで、示唆に富んだ疾患である、最近話題の「むずむず脚症候群」という概念について、ここで少し解説を加えておきたい。

この病気の専門分野は、皮膚科よりも、むしろ神経内科や精神科であるのだが、むずむず感やかゆみといった皮膚の異常知覚が初発症状になるため、皮膚科を受診する患者も少なくない。

むずむず脚症候群は別名「レストレスレッグス症候群」ともいい、安静時に、原因不明の不快感が脚などに起こる病気である。日本語名には「むずむず」とあるが、人によってかゆみやひりひり感など、さまざまな異常を訴える。

むずむず脚症候群は「下肢を動かしたいという強い衝動に駆られる不快な感覚」と定義される。かゆみの定義である「掻きたいという衝動を引き起こす不快な感覚」とどこか似ていないだろうか。この疾患は、一九四五年に初めて報告されたが、診断基準が確立されたのは二〇〇二年とごく最近のことである。日本での認知度はまだ低く、内科や外科を受診しても「異常なし」と診断されてしまうことも多く、長年この症状に悩まされ、慢性的な不眠状態に陥っている人も少なくない。

むずむず脚症候群の症状

むずむず脚症候群の特徴をまとめると、次のようになる。

・主として下肢の異常感覚で、患者は本症状を「むずむず」「ちりちり」「ひりひり」「かゆい」「火照る」「虫が這う」などと表現する
・夜間に出現し、睡眠障害をともなう
・叩く、さする、床にこすりつけることで症状が軽減する
・抗うつ剤、抗ヒスタミン剤が症状をかえって悪化させる
・何かに集中しているときには症状は弱まる
・抗けいれん薬、抗パーキンソン薬が症状を軽快させる
・透析に合併することがある
・まれに上半身にも起こることもある

こうした特徴から、むずむず脚症候群は、中枢性の神経疾患だと推測されている。もう少し詳しく説明すると、患者の訴える多彩な症状より、「かゆい」という表現はその一つに過ぎないこともわかる。

つまり、異常な温痛覚や触圧覚《しょくあつかく》も感じられていて、皮膚には明らかな症状を認めないことから、中枢性のかゆみやそれに類する知覚異常であることが推測される。これまで

に述べた、ウイルスで破壊された神経が発する帯状疱疹における異常知覚や、組織破壊をともなうしもやけのかゆみや痛みに近い感覚だろう。

また、「何かに集中していると症状が弱まる」という特徴や、夜間就寝時に症状が増悪し睡眠障害をともなう点などから、精神的な影響を多大に受ける症候群であることもわかる。

さらに抗けいれん薬や抗パーキンソン薬が効くということから、大脳の覚醒などをつかさどるヒスタミン神経とはまったく別の神経系である「ドーパミン神経」が関与していることもわかってきた。

現在までのところ、むずむず脚症候群の発症原因として、脳内の「ドーパミン」という化学伝達物質がシグナルを伝える、ドーパミン神経の機能が低下した状態が想定されている。

知覚を制御できなくなる病

「痛み」「かゆみ」「触圧覚」「温覚」「冷覚」など、皮膚の表面への刺激は、皮膚のレセプターから知覚神経内の信号として、脊髄、そして脳へと伝わり、そこで処理されて知覚として感知される。

実はどんなときでも、皮膚には常にさまざまな刺激が加わっている。空気の動きや温度の変化、衣服や椅子への接触、電車に乗り合わせた人の肩や肘など、皮膚では膨大な情報が感知されている。

しかしそれらの情報を、すべてそのまま脳が感知していたら、処理しきれないため、脊髄のレベルである程度ブロックしていると推測されている。第二章五九ページで取り上げた「痛みがかゆみをブロックするメカニズム」と同じで、ある閾値《いきち》に達しないような、生体にとって危害を加えないであろう弱い刺激は、できるだけ無視してしまおうというわけだ。

その制御機構が何らかの原因で壊れると、皮膚に加わるすべての刺激を脳が感知してしまいパニック状態に陥ってしまう。それがむずむず脚症候群であると考えられるのだ。

つまり中枢性のかゆみも、このように脳内で何らかの制御機構が外れたときに生じる「心」の叫びと言えるのかもしれない。

第四章

かゆみにまつわる実際の症例

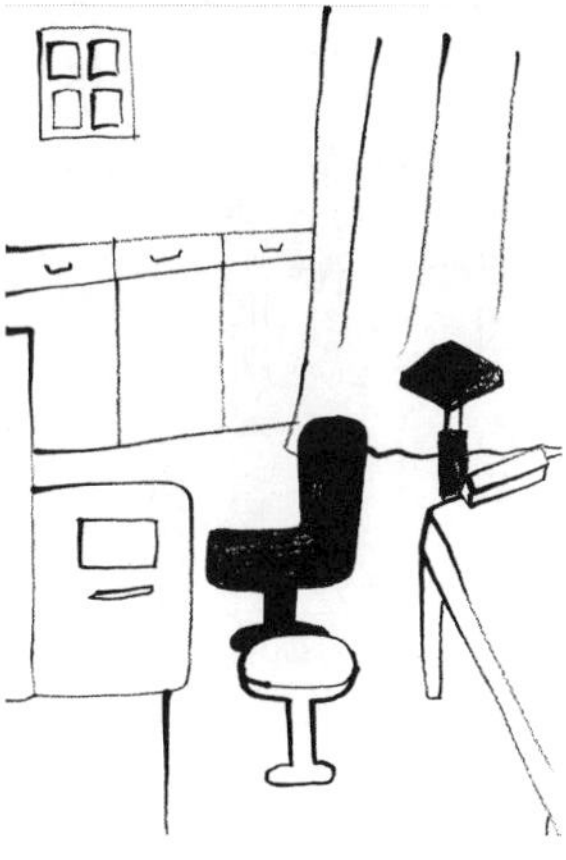

第一項　実際の皮膚科診療の現場では

検査などによる原因の正しい見極めが治療の核

皮膚科の外来とはまさにかゆみの外来だと言った。日々がかゆみとの闘いであり、私がかゆみのことを考えない日はないと言っても過言ではない。

ＥＢＭ（Evidence-based medicine）という言葉をご存じだろうか？　直訳すれば「証拠に基づいた医療」という意味だ。すなわち現代の医療は理学的所見（皮膚科では問診や視診にあたる）や検査などの医学的根拠に基づいておこなわれる、至極当たり前の医療のことを指している。

日常診療においてある疾患が疑われる場合、「○○と△△が原因であることが多いから、◎◎な検査をして、◇◇の結果だから××の治療をしよう」という流れのことである。たとえば、水虫が疑われたら顕微鏡で真菌の検査をして、陽性だったら抗真菌剤を処方する。ひどい日やけなら、問診と視診での皮膚症状に矛盾がなければステロイドの外用剤を処方するといった具合にだ。

もちろん臨床医の長年の経験こそが、早く診断を下す一番の武器であることに変わりはない。しかし近年では、ウイルス性の風邪に念のため抗生物質を処方したり、ただただ強い薬を処方して対症療法のみをおこなったりという行為は慎むべきであろうという考えが主流になってきた。これは喜ばしい限りである。

治療はいろいろな次元で考える

私は普段、診療にあたるとき、無意識に次ページの図7のようなイメージを頭の中に描いている。

病気というものはいつも何らかの原因があって、その結果として起こるものだ。もちろん、がんや膠原病《こうげんびょう》のように、原因がいまだ明らかにされていないものも存在するが、いずれにしても病気の治療をするためには、いろいろな次元でその原因を考え、いろいろな方法論でそれらを排除していかなければならない。これこそがこれまで折に触れて

図７　皮膚科治療を考えるうえでの階層

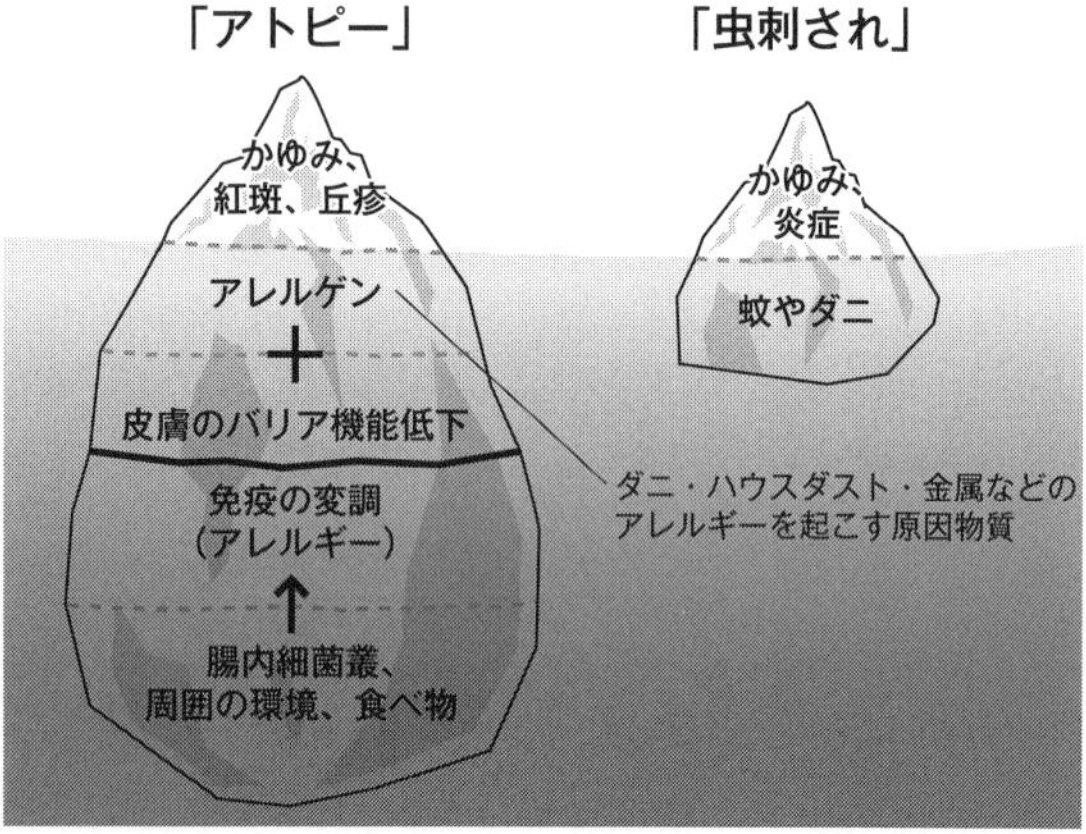

かゆみや炎症などの皮膚に出ている症状は、氷山の一角に過ぎない。

述べてきた原因療法であり、ＥＢＭの最たるものなのだ。

皮膚科の疾患において、もっとも原因が複雑なアトピーを例に見ていきたい。

図７の左、一番上の水上に出ている氷山の一角、これが今現在の症状にあたる。患者の主訴となるかゆみや紅《こう》斑《はん》、丘疹《きゅうしん》といったものだ。その下につながるのがその直接的な原因になるわけだが、下に行くほど根本的なものになっている。

下から順番に見ていこう。

基本中の基本であり、もっとも重要

なことは、アレルギーを起こさない体をつくることである。現代の生活は、添加物の多い食べ物、化学物質などで汚染された空気や水など、本来体に必要のないものを取り込みやすい状況になっていて、これが免疫担当細胞を狂わせている。こうした、「食べ物や周囲の環境」がまず根本にあるのだ。それによって免疫の変調である「アレルギー」が生じる。さらにその上の層には「皮膚のバリア」機能の低下や脆弱性などがあり、直接のアレルギーの原因となる「アレルゲン」が「かゆみ、炎症」の直下にあるのだ。

つまり、かゆみや目に見える炎症は氷山の一角に過ぎないということである。アトピーでかゆみがあるときに、それをただステロイド剤と抗ヒスタミン剤で止めるだけでは、たとえ一時的に良くなったとしても、もっと根本から治していなければ、また同じことを繰り返すだけだ。

とはいえ、根本的な原因だからといって食べ物や環境の改善を図っているだけでは、治る前に寿命をまっとうしてしまうことになりかねない。アレルギーの原因はたしかにそのあたりにあるのだが、それだけでは現実の治療に直結しないため、すぐに効果は出ないのだ。しかし、ここも改めていかなければ、アレルギーを起こしやすい体質は変わらない。

要するに、アトピー治療ではいろいろな次元から治療のアプローチをしていく必要があるということだ。

検査でアレルギーの原因がわかったならば、ハウスダストやダニといった環境因子や金属、洗剤などの接触因子を避けるようにして、表皮でアレルギー反応が起こらないように心がける。それと同時に、皮膚のバリア機能を強くするために保湿をし、体の洗い方にも注意する。もちろん食べ物にも気をつけて腸内環境も整え、転地療法も含め、周囲の環境などにもできるだけ配慮する。それらの対策を前に進めながら、ステロイド剤や抗アレルギー薬を組み合わせてかゆみや炎症を抑えていくのだ。

一方、図7の右に示した虫刺されなどの場合、原因と結果の関係は一対一なので、虫除けなどをすすめたうえで、ステロイド外用剤を短期間使って、掻き壊して慢性化する前に治してしまおう、ということになる。

治療を始めるとき、私はこのイメージをいつも頭に思い描きながら、目の前にいる患者さんの症状にどこまで対処すべきなのかを考えている。今日初めて会ったその患者さんが何を求めてここにやってきたのか、どうしたいのかという希望を踏まえたうえで総合的に判断するということだ。

さて、本章では、かゆみを訴える患者さんたちの、さまざまな症例を紹介していきたい。

現実には、患者さん一人ひとりの状況によって大きく異なるため、同じ病気であったとしても、患者さんの取り組み方や背景によっても変わり得る。それゆえ、医師の対応も十人十色である。

軽いアトピーで年に一回くらい薬をもらいに来れば治まってしまう程度の患者さんを検査漬けにしたり、いくら「薬だけほしい」と言われたとしても氷山の下部（図7左）が無視できないほど大きい場合、ステロイド剤の外用や抗ヒスタミン剤の内服でお茶を濁すことはせず、病気の全体像を理解してもらうことから始めたりすることが、いずれは標準化されてほしい。

ただ、具体的な症例を通じて、実際の治療はどのようにおこなわれ、疾患によってはなぜ治療にそんなに時間がかかるものなのかということを理解してもらえれば幸いだ。

そして、ここでご紹介した図7をイメージしながら読んでいただけると、治療の流れがよりわかりやすいのではないかと思う。

第二項　症例1　アトピー性皮膚炎［三十代　男性　二人の例］

軽視できないダニやハウスダストのアレルギー

まずは、アトピー性皮膚炎で、同時期に私のクリニックをおとずれた三十代の男性二人について書くとしよう。この二人は知り合いどうしというわけではなく、それぞれ別々に私のクリニックに来たのだが、症状と経過に似ている部分と対照的な部分があるため、比較しながら話を進めることとする。

仮にAさんとBさん、としよう。仕事はともに会社員。どちらもひと目で長期間アトピーに罹患していることがわかる、全身が赤黒くゴワゴワとした慢性炎症を繰り返す皮膚だった。実際二人とも、これまでにいくつもの病院を転々として治療をしてきたのだという。

こうしたアトピーの患者さんは非常に多い。大学病院、街のクリニック、漢方医、民間療法など、あらゆる方法を試してきたが、いつも効果を感じられるのは最初だけで、すぐに症状がぶり返し、結局何十年も苦しみ続けてきたという。その中には、強いステロイドをどんどん出す医師もいれば、ステロイドの副作用の恐ろしさを語り、食事療法だけを厳しくおこなう医師もいた。ステロイドを急にやめたリバウンドの苦しみで血だらけになったり、会社に行けなくなったりした経験もあるようだ。

そうした患者さんが来ると、私は必ず聞いてみることにしている。

「これまでの病院で、あなたの湿疹の原因は何なのか、説明を受けたことはある？」

この質問に対する答えは、ほとんどが「ＮＯ」だ。あるいは「前の皮膚科で『ダニやハウスダストのアレルギーがある』と言われたけど、『たいしたことはないから、まめに掃除でもしておいて』とのことでした」だ。ちなみに今回のAさんとBさんは、どちらも後者だった。

第三章一三九ページでも書いたとおり、アトピーの原因には、ハウスダストやダニのアレルギーが深く関係していることは間違いない。その重要な原因を除去せずに「この薬を塗っておいて」とステロイドの外用剤を渡すだけというのは、医師の怠慢以外の何ものでもない。それに「まめに掃除をしておいて」とは何とも抽象的なアドバイスだ。

そこで私はまず、Aさんと Bさんに、生活環境の改善を指導した。

まずは布団をきちんとした効果のある抗ダニ仕様のものに替えることからだ。よくハウスダストの除去というと「掃除」の話ばかりが取り上げられるが、それよりもずっと効果があるのは、布団自体を抗ダニ仕様に替えることである。

すでに述べたように、掛布団や敷布団、枕やシーツは体に密着するものであり、しかも一日に六時間眠るとしても、人生の四分の一以上という長時間をその上で過ごすことになるわけだ。室内の多少のハウスダストよりも悪影響が大きいのは、明らかだろう。

「お金がかかる」と躊躇する人はいるが、何十年も病院に通う費用と苦痛を天秤にかけて考えてみてほしい。ちなみに、今はやりの布団クリーナーや掃除機での吸引は、期待ほどの効果がないことが多い。それよりも、アレルギーの原因になるヒョウヒダニは、「普通の布団の中で、日々増殖している」ことは覚えておいてほしい。

二人とも自宅はフローリングだ。いくら清潔にしているつもりでも、寝具を変えずに掃除をしているのはかなり効率が悪いのだ。実際、Aさんは几帳面に掃除をしていたが、「あまり変わらないな」と感じていたという。

Bさんは疲れてソファーで寝てしまうことが多いというので、さらに聞いてみると、会社の先輩にもらった布製の古いソファーだという。「それはダニやハウスダストの温床だよ」と指摘すると、「じゃあ捨てます」と答えた。

血液検査をすると、二人ともハウスダストやダニのほかにカビに対するアレルギーがあったので、洗濯機の除菌も指示した。カビの住みついた洗濯槽で洗えば、当然のこととしてシャツや下着にカビの菌糸がつく。一日中それを身につけていたら、どのようになるかは言うまでもない。

その他の対応法は、第三章（一二六ページ）に記載したような内容を指導した。

原因除去と対症療法は治療の両輪

原因の除去だけでは、氷山の二層目（一七〇ページ図7左）を工事しただけだから治りは遅い。それを助ける薬はたくさんあるが、その代表例がステロイド剤と抗アレルギー剤だ。原因除去と対症療法（症状を取ることを目的とした治療法）は、治療の両輪だ。どちらか一方だけではうまくいかない。

私は機会さえあれば、若い皮膚科医や歯科医師、一般の方を対象とした講演会などで、必ずこのように話す。

「原因をなくす努力をせずにステロイド剤を塗る、ということだけはしないでください。それをしてしまうと必ずリバウンドが起きます」と。

Aさんは「ステロイドはもう使いたくないんです」と強く主張した。リバウンドを繰り返した過去の経験から「ステロイドは危険な薬だ」という結論に至っていたようだ。そこで私が、第二章や第三章で述べたような内容を丁寧に説明したところ、Aさんは「なるほど、わかりました」と納得してくれた。

Aさんは生真面目な性格で、実行するとなると律儀に守る。薬を飲み忘れることもほとんどなく、ステロイド剤もきっちり塗った。最初は湿疹がひどかったので強めのステロイド剤を処方したが、みるみるうちに外用ステロイド剤のグレードを落とすことができ、今では保湿剤だけにすることができた。

一方、Bさんは、「ステロイドに関しては、これまで塗ったり塗らなかったりしていた。いろいろ試してきたけど、今のところ副作用もないし、とりあえず肌がつるつるになればいいんで……」と、強いステロイド剤を希望した。それがすべて悪いというつもりはない。こうした希望をするのは、だいたいが三十代ぐらいの男性である。働き盛りで、体力も十分あるため自分の体を過信し、忙しさにかまけて自分の体に対する治療を二の次に考えてしまうのだ。

私は、「まずはアレルギーの原因物質を生活からなくす努力をすること。それをしないで、ステロイドだけを出すことはできませんよ」と注意、Bさんもしぶしぶながら約束してくれた。

しかし治療を開始してみても、もらい物のソファーも「粗大ゴミを出すのって面倒で」と、なかなか捨てない。こういう人によくあるパターンで、飲み薬もよく余らせる。顔や手首など、人から見えるところは熱心にステロイド剤を塗るが、肌が少しきれいになると抗アレルギー剤を飲まなくなってしまう。当然のことながら、このようなことでは治りも遅い。

翌年になり、Aさんの肌は見違えるほど改善した。Bさんはというと、「なかなか忙しくて」と苦笑いしながら一進一退だった。しかし幸いなことに引っ越すことになったので、布団をはじめとして生活環境を改めることができ、最近になってやっと症状も良くなってきた。

皮膚科の病気、特にアトピーなどのアレルギーは、その人の日常の生活環境や過ごし方が治療効果を左右する場合が多い。この医師と一緒に治していくと決めたら、その指導をできるだけ守ってほしい。それが治癒《ちゆ》への近道なのである。

第三項　症例2　金属アレルギー［四十二歳　女性］

手に湿疹を起こす意外な犯人

「主婦湿疹に悩んでいる」と言って、四十二歳の主婦が来院した。

二年前から急に手湿疹《てしっしん》がひどくなり、手にプツプツとした小さな水疱《すいほう》がたくさんできて、それがかゆくて仕方ないのだという。前に通っていた皮膚科でステロイドを塗るように指示され、二年以上塗り続けていたが、最近ではあまり効かなくなってきた。それを医師に伝えたら「強い薬に替えましょう」と言われて、だんだん不安になってきたため、私のクリニックに来たのだとか。

彼女の手を見て、私はすぐに金属アレルギーだと思った。水疱が、手のひらや指の間を中心にできていたからだ。

いわゆる主婦湿疹とは、毎日の炊事や洗濯で使う洗剤で手の皮膚のバリアが失われたために起きる湿疹で、この場合の発疹は、おもに洗剤にもっともよく触れる、利き手の親指や人差し指の先にできる。彼女の場合は、水疱が手のひらに集中しており、指先はきれいなものだった。問診と視診から、すぐに全身性金属アレルギーを疑った。

口の中を見せてもらったら、予想どおり、金属製の詰め物がたくさん入っていた。

彼女は、「でもこの歯は、十年も前に入れたんですよ？　今までは特に何もなかったんです」と言った。彼女のように金属アレルギーを誤解している人は多いのだが、口の中に金属を入れてからアレルギーが発症するのには、十年以上という症例も決してまれではない。長い時間をかけて、少しずつ金属が溶け出し、体内に吸収されて徐々に金属アレルギーが起きていくのだ。

私は、ひとしきり金属アレルギーの説明をし、こう言った。

「金属を取れば治りますよ。十年かけて溜まったものなので、少し時間がかかるかもしれませんが」

十数年前、私が開業した頃は、金属アレルギーを正しく理解している歯科医はほとんどいなかった。今でも「弱い粘膜には何もできなくて、遠く離れた手の皮膚に金属アレルギーが先に出るはずはない」とまったく相手にしてくれない歯科医はまれにいるのだが、幸い彼女の場合はスムーズで、すぐに歯の詰め物を非金属の詰め物やセラミックに取り替えることができた。

金属アレルギーは、人によって症状が出現するまでにかかる時間は異なるが、基本的には原因を取り除けばどんどん良くなる。彼女の場合は、四ヶ月で完治した。

金属アレルギーは、原因を取り除きさえすれば、自分が金属アレルギーだったことを患者さん自身が忘れてしまうぐらい、何事もなかったかのように治るのだ。

しかし、治療をせずに放置していると、顔にブツブツとした湿疹が出たり、局所性の金属アレルギーも併発したりと、どんどん悪化する。

過去に、「職業がソムリエなのに、ワインの味がわからなくなってしまい、仕事ができなくなった」と訴えてきた味覚障害の患者さんがいたが、彼も金属アレルギーが原因だった。口内の金属をすべて取り除いたら味覚が戻ってきたため、無事に仕事に復帰することができた。

非金属の詰め物に替える場合、歯によっては保険適用外となるために、費用がかさむこともある。しかし、金属アレルギーの治療に精通した歯科医に相談すれば、保険と自費をうまく使い分けてきちんと治療してくれるところも増えてきたため、事前に歯科医に相談してから治療に入るのが良いだろう。

最近は若い歯科医の勉強会などで、金属アレルギーの講演を依頼されることが多くなってきた。

病気になってから治すよりも、病気にならないようにする。まさに予防医学の考え方だ。こうした啓蒙活動を私はこれからも積極的におこなっていきたい。

第四項　症例3　慢性じんましん［五十六歳　男性］

悪環境の口腔内で起こるアレルギー反応

十年前から慢性のじんましんに悩まされている五十六歳の男性患者さんがいた。

診察室に入って来た時点からわかるほど、タバコの臭いの混じった強い口臭を持っていて、聞けばヘビースモーカーで、ひどい歯槽膿漏《しそうのうろう》だという。

当院に来るまでに、さまざまな病院を転々としていて、ありとあらゆる抗ヒスタミン剤を試してみたという。「どれだけ薬を飲んでも効かないよ、先生」と訴えるので、私は「そりゃ効かないだろうね、原因がなくなってないんだから」と答えた。

口の中には、たくさんの義歯。検査をしたら、案の定金属アレルギーもあることがわかった。

しかしこの患者さんに特徴的な点は、歯の金属に一切手をつけなくても、じんましんが治ったことだ。ただし、口腔内環境は大幅に改善してもらった。つまり、歯槽膿漏の治療をして、歯みがきをきちんとおこなうことを徹底したのである。

彼が患っていたのは、「病巣感染」というもので、歯の根っこや口の中や喉に住んでいる（その場所では特段何の悪さもしない）菌に対して、アレルギー反応を起こすという病気である。菌に対するアレルギー反応で、じんましんが出る以外にも、体のほかの場所で症状を出すこともある。

原因となる菌は、おもに連鎖球菌《れんさきゅうきん》、ブドウ球菌などの常在菌である。

通常、細菌感染というものは、その場所で症状が出るものだ。腹膜炎《ふくまくえん》や腸炎などは、その代表例である。しかしこの病巣感染というのは、感染が起きているその場所では何の症状も起こさず、その他の場所で症状を出す。たとえば扁桃腺《へんとうせん》にブドウ球菌がついて、それに対して免疫がアレルギー反応を起こすのだが、症状は、菌のいる部位とまったく関係のない部位にじんましんを起こすといった具合だ。

そこで彼には、歯科できちんと歯槽膿漏を治し、歯根の治療をして、歯みがきの指導も受けてもらった。そうしたら、じんましんはぴたっと治ったのだ。

金属アレルギーはたしかにあるし、口の中の金属は未治療のままなのだが、じんましんがまったく出なくなったため、歯科治療はここで一時中止とした。おそらく口腔内の衛生環境の改善により、歯科金属も溶けにくくなったことも推測される。

この病巣感染という状態を起こしている人は、慢性の難治性《なんちせい》皮膚疾患の患者に非常に多いと考えられる。

いろいろな皮膚病の原因として口腔内の衛生環境の悪化が想定されている。特に慢性じんましんや尋常性乾癬《じんじょうせいかんせん》、掌蹠膿疱症《しょうせきのうほうしょう》ではその主たる原因であるという報告も多い。

掌蹠膿疱症《しょうせきのうほうしょう》の原因はわかっていない

掌蹠膿疱症は、いまだはっきりした原因がわかっていない病気である。手のひらと足の裏に、膿の水ぶくれが多発する。ビオチン（ビタミンH）が効くという説もあるが、実際の有効率はそれほど高くない。

金属アレルギーの手足の症状と一見似ているところがあり、一方、掌蹠膿疱症の悪化因子の一つに金属アレルギーがあることも知られている。

つまり、金属アレルギーは掌蹠膿疱症の増悪因子の一つではあるものの、金属アレルギーがあるからといって、掌蹠膿疱症になるということではないのだ。

金属アレルギーのほかに、タバコや歯槽膿漏、喉の扁桃腺につく細菌も、増悪因子として考えられている。だから、「タバコをやめたら治った」「扁桃腺を取ったら治った」「歯の金属を取ったら治った」という人もちらほら聞く。しかしその一方で、「全部やったけど治らない」という人も少なからずいる。

ただしはっきりいえることは、口の中の「衛生状態」がとても大きな影響をおよぼしているということである。口腔内の衛生状態は全身性の疾患も引き起こす、いろいろな病気の母地だということを理解しておいてほしい。

第五項　症例4　子どもが抱える皮膚トラブル［0歳児］

アトピーを疑って来院する母親たち

0歳児を連れたお母さんが皮膚科に来ることも多い。そのほとんどが、「うちの子はアトピーなのでしょうか？」という相談である。

この場合、大きく分けて二つのパターンがある。

一つは、すでに本当にアトピーに罹ってしまっている子ども。つまり、生まれて間もなくアトピーを発症している場合である。

そしてもう一つが、小児科で検査をせずアトピーと言われたケース。ステロイドを塗って飲み薬も飲んでいるが、「まったく治らないんです」と訴えてくる、おもに洗浄料かぶれの子どもである。聞けば、小児科では「子どもの血液なんか採っても何もわからないよ」と言ってまったく検査をしていないという。残念ながらこういうケースは非常に多い。

実際、０歳児の血を採るのは大変な手間がかかる。子どもの細い血管に針を通すのはとても困難な作業であるし、子どもは泣いて暴れるため非常に採りにくい。そんなことをするぐらいだったら「子どものアレルギーは血液を採ってもわからないよ」と言っておいたほうがはるかに楽だからだ。

このお母さんはそんな小児科医の態度になんとなく疑問を感じ、「検査をしてほしい」と私の元に来たのだ。

「いいよ、じゃあ検査をしてみましょう。でもアトピーじゃないと思いますよ。たぶん柔軟剤か洗剤が原因でしょう。パッチテストをしましょう」と対応する。ただ、多くのお母さんはアトピーかどうかを強く知りたがるため、血液検査も同時にすることが多い。

そして結果は案の定、ＩｇＥは低く、環境因子（ハウスダスト、ダニなど）にアレルギーはなく、アトピーはなし。あっても卵白に軽度のアレルギーがあるのみ。しかしパッチテストでは、柔軟剤と洗剤とシャンプーと石鹸などがしばしば陽性に出る。もっとひどい子どもの場合は、水道水の塩素にかぶれることすらある。

洗剤アレルギーへの治療

結果がわかれば、あとは対策をとるだけだ。水道の蛇口やシャワーヘッドに塩素を除去するフィルターをつける、柔軟剤を使わないようにする、洗剤は洗濯リング・洗濯ボールなどを使うようにして、基本不使用とする。よほどの油汚れがついたときにだけ、部分洗いとして足すだけにしてもらう。

それから、シャンプーや石鹸は使わない。男の子だったら短髪にして、石鹸もシャンプーもいらないようにする。女の子でも同様だ。0歳児のお洒落はしばらく待ってもらったほうがいい。どうしてもシャンプーや石鹸が必要なときは、低刺激のものを、腋の下や陰部といった臭いを発する汗の出るところにだけ使うようにする。

こういった治療をしていると、だいたい一、二ヶ月で治ってしまうことがほとんどだ。しかし、また何ヶ月かして同じ症状で来ることがあるので、「最近石鹸とか使っているでしょ？」と聞くと、お母さんは「ちょっとぐらいなら大丈夫かなって思って使い始めたんです」と答える。

「まだダメだよ、もうしばらく続けてくださいね」と伝えると、またそれで症状は治まる。そんなことを繰り返しているうちに、皮膚のバリアもしっかりしてきて、本当の意味で治ってしまうのだ。

心ない医師が子どものアトピーをつくる

ところが、この洗剤アレルギーに気がつかず放置したままパッチテストもせず、ステロイド剤を塗り続けていると、そのうちに本当のアトピーになってしまうことがある。

第三章一三七ページでも触れているが、かぶれを繰り返し、そのたびにステロイド剤の外用でごまかしていると皮膚のバリア機能が低下した状態が続き、そこにダニやハウスダストなど周囲のさまざまなアレルゲンが接触し、経《けい》皮《ひ》感《かん》作《さ》（一四一ページ）を起こした結果、アトピーが発症するということがあるのだ。

これではまるで、心ない一部の小児科医がつくっている医原性のアトピーのようなものだ。洗剤や柔軟剤のかぶれをアトピーと誤診されている乳児は多い。

現代の子どもの皮膚は、昔に比べてアレルギーを起こしやすくなっている。そのバックグラウンドには、抗生剤の乱用による腸内環境の悪化、水道水の塩素濃度、周囲の環境因子などが少なからず絡んでいる。また、石鹸などの洗浄力が強くなっているにもかかわらず、日本人特有のきれい好き習慣があいまってバリア機能は逆に低下し、このような事態が増えているのだ。

第六項 症例5 毛染めの薬品にアレルギー反応［七十歳 男性］

ヘアダイが原因とわかるまで

一部の大きな病院では、患者さんをほとんど見ない医師がいる。電子カルテや検査結果の表示されたパソコン画面から目を離さずに「アトピーですね」「お薬出しておきます」と言いながらマウスをクリックして、診察終了。しかし、きちんと患者さんと向き合わないと、まっとうな医療は実践できない。そう痛感したエピソードを紹介したい。

随分前に仕事を引退して悠々自適という七十歳の男性が、ひどい紅皮症《こうひしょう》（全身すべての皮膚が発赤した状態）でやってきた。

私はすぐに、アトピーや乾癬、中毒疹《ちゅうどくしん》、あるいは皮膚のリンパ腫など、紅皮症を起こすあらゆる原因疾患を疑い検査をしたが、何一つ該当しなかった。アトピーはないし、薬の影響もない。乾癬も悪性腫瘍もないし、金属アレルギーのパッチテストにもほとんど反応しない。

私の元に来る前に彼が一年間通っていた前の病院では、原因がよくわからないのでアトピーということにしてステロイド外用剤を処方していたらしい。よくある対応だ。

私は、検査結果に内心で首を傾げながら、患者さんに再び目を移し、改めてじっくり観察してみた。そして一つ気になることを見つけた。七十歳にしては妙に髪が黒々としているではないか。

「髪、染めていますよね？　いつからですか？」

「二十年前からです。だから一年前からの、このかぶれには関係ないです」とすかさず答えた。

「関係あるかないかは、あなたの皮膚に聞いてみましょうよ。次回、そのヘアダイを持って来てください」

そのヘアダイのパッチテストをしたら、一目瞭然。ヘアダイの希釈液をつけた部分の皮膚が水疱になるくらい腫れたのだ。

すぐさま私は言った。「お嫌でしょうが、染めるのをやめてください。それと、今の黒い髪もできるだけ切ってしまいましょう」と。

しかし意外にも彼はそれをすぐに受け入れ実行してくれた。すると予想どおり、真っ白な髪が伸びてきた頃には、紅皮症はきれいさっぱり治ってしまった。

ヘアダイでかぶれている人は少なくない。市販のほとんどのヘアダイにはパラフェニレンジアミン（ＰＰＤＡ）というかぶれやすい化合物が入っていてこれがおもな原因となっている。ちなみにＰＰＤＡが入っていないヘアダイも市販されているので、かぶれやすい方は自分と合っているかを事前にきちんと確認してから染めることが望ましい。

また、この患者さんのように、二十年以上前から使っていてずっと問題なかったものが、本人の体質の変化やヘアダイメーカーによる内容の変更などによって、急にかぶれるようになるということもよくある。「ずっと使ってきた」というのはまったくあてにならない、人の免疫は常に変わるのだ。

体質が変わって急に反応が現れる

「中学に入る頃に小児アトピーが治った」「大学に進学したら花粉アレルギーになった」。こういう話を聞いたことはないだろうか？

なぜそんなことが起きるかというと、理由の一つとして、「環境の変化」が挙げられる。就職や進学によるストレスはもちろんのこと、子ども部屋を改装してじゅうたんからフローリングにしたり、都会に引っ越して排気ガスを吸う量が増えたりするなど、一七〇ページの氷山の左の図の一番下が、ガラッと変わってしまうことが原因だ。

もちろん、「体質の変化」も大いにある。

中学校に上がる前後といえば、第二次性徴期、つまり子どもの体から大人の体へと大改造がおこなわれる時期だ。分泌されるホルモンのバランスが変われば、ホルモンは免疫にも作用するので、アレルギーが急に出たり、逆に消えたりするのもよくある話だ。

何も治療しないでもIgE値が下がってしまう中高生の例は枚挙にいとまがない。

これに関連して、私はよく「小児アトピーと成人アトピーの違いは何ですか?」と講演会などで聞かれることがあるが、実のところ「本質的には違いはない」と答える。成長にともなうホルモンバランスの変化で治ってしまうアトピーは、幸いなことに重症のアトピーではない。皮膚が弱くて起きた洗剤かぶれやダニアレルギーが生活習慣や環境の変化で起きなくなり、成長にともなって治ってしまうこともあるわけだ。

思春期と同じような大きな変化は、五十代にもおとずれる。

特に更年期を迎えた女性は、長年使ってきたシャンプーやヘアダイ、化粧品などによって、かぶれ始めることがよくある。原因はこの場合、長年の使用による蓄積というよりはむしろ、そうした自分自身の免疫の変化によるものが大きい。

「思春期に体質が変わってアトピーが治った」という人がいる。一方で、「三十五歳、ついに花粉症デビューした」という人がいる。こうした例に見られるように、人生のステージの推移によってアレルギーが発症したり、自然治癒したりすることがある。それは背景にある、こうしたいろいろな要因が絡み合っているからなのだ。

第七項　症例6　ひどい掻きぐせ［八歳　女児］

普通の治療では治《おさ》まらない掻きぐせ

八歳の女の子が、ご両親に連れられて私のクリニックにやって来た。

ひと目でわかる「掻き壊し」によるひどい湿疹が出ていた。その子は診察中もしきりに体中を掻いており、とてもつらそうにしている。

まず使用しているもののパッチテストをおこない、かぶれの原因になるものをすべて取り除いた。ステロイドの外用剤を塗ってもらい、抗ヒスタミン剤を飲んでもらいながら、ごく普通の掻き壊しの指導をした。「石鹸をあまり使わないように」「体はこすらないように」と。

しかし、しばらく様子をみたが一向に治らない。私は、「ひょっとして何か大きな病気を見落としていないか？」と一瞬不安になり、まれな皮膚病の可能性も考慮し、詳しい検査をした。アトピーは当然のこと、発疹があまりにもきれいに左右対称になっているから、「天疱瘡」という自己免疫性水疱性疾患で、難病にも指定されている皮膚病も疑った。

そして出た結論は、やはり最初と同じ「掻き壊し」による湿疹だった。つまりそのほかの検査では何も出なかったのだ。石鹸やシャンプー、洗剤の不使用は徹底させていたが、効果は出なかった。つまり彼女の「掻き壊そう」という意志が、治療効果を上回っていたということである。

だから私は、前回よりも徹底した治療をおこなうことにした。

とにかく彼女に皮膚を掻かせないこと。それを徹底するために、ステロイド剤外用の上に亜鉛華軟膏《あえんかなんこう》（五二ページ）を重層塗布してその上から包帯でぐるぐる巻きにし、夜寝る前には抗ヒスタミン剤を飲んでもらうことにした。

ご両親の負担は少なくないが、「掻き壊し以外の難病なんかでは決してないから、お母さんお父さん、包帯を巻くのは大変だと思うけど、しばらく頑張ってください」と伝え、これを毎日実行してもらった。そうしたら努力の甲斐もあり、一ヶ月くらいたつと、これまで手の届くところをやたらと引っ掻いていたのだが、その範囲も徐々に縮小しみるみる良くなっていき、三ヶ月を待たずにすっかり治ったのだ。

証拠を揃えればおもいきった治療ができる

これほどの量の亜鉛華軟膏を一人の患者さんに出すことはめったにない。これほどおもいきった治療に踏み切ることができたのは、きちんと検査をして裏を取ったからだ。アトピーもなければ天疱瘡もない、かぶれもない。ではあと残っているのは何かといったら掻き壊し、つまり自傷行為しかなかったのだ。

きちんと検査したから確信が持てた。確信を持ったから、全面的にそれを推進することができたのである。

この患者さんの場合、幸いなことに金属のアレルギーも、アトピーのアレルギーもなかった。だからやることはむしろ単純であり、ご両親には少々の負担をかけたが、このように本気で原因除去に取り組めばきちんと治ることは間違いない。かなり強制的に掻かせないようにして治してしまうという作戦をとったのだ。

この場合はイッチ・スクラッチサイクルを止めることが最優先だったということである。言い換えれば、「イッチ・スクラッチサイクルのみで湿疹が生じていた」ということだ。

もちろん今後の問題点としては、そもそもなぜこのようにひどい掻き壊しが始まったのかということを検討しなければならないという点だ。家族や学校、友人関係で彼女なりに何かストレスがあったのかもしれないし、何も問題はないがたまたま面白がって掻いているうちにイッチ・スクラッチサイクルのスイッチがオンになってしまったのかもしれない。

そこが解決されていなければ、またいつか同じような症状を起こしてしまうだろう。ただしこの子の場合は、幸いそれ以降、同じ症状が出てはいない。

「モノ」でなく「情報」を売るのが皮膚科医の仕事

きちんと検査もせず確信もないままに、薬を処方し長期間かけても治らず、たくさん薬を塗らせても、結局治せない医師がいる。また、アトピーや湿疹に悩んでいる人を相手に、非常に高価な石鹸や化粧水やその他の食品を売る企業もある。どれも私には理解できない。

なぜなら私は、薬や化粧品といった「モノ」を売るのが仕事ではなく、患者さんの現状を正しく評価し、治療法という「情報」を伝えることを仕事としているからだ。

はっきり言わせてもらうと、こと病気に関しては、「モノを売りたがる」医師や企業を基本的には信じてはいけないと考えている。それらは、患者さんがいつまでも治らないほうが儲かるからだ。

もちろん私も、患者さんに「かぶれにくいシャンプーはありますか?」と聞かれれば「これがいいよ」と紹介することはある。だが、これは膨大なパッチテストというデータの集積から統計的にかぶれにくい銘柄を教えているだけで、そのメーカーからバックマージンをもらっているわけでも何でもない。

そして必要があれば一人の患者さんに何年でもつきあう。医院には開業以来五万冊以上におよぶカルテがすべて保管してある。法律的には五年間診療行為のないカルテは処分してもいい規則なのだが、私にとってはこの情報こそが宝なのである。

完治した患者さんが別の皮膚トラブルで来たとき、十年前の診察所見は非常に役に立つことが多いのだ。実際、十年たっても個々の体質はそんなに大きく変わるものではない。

長年同じ患者さんを診ていると、十数年前「この子はアトピーではありませんか？」とお母さんに抱えられてきた赤ちゃんが、いつしか思春期のニキビで来院する。それもきっちり治すと、今度はその友達を連れてくる。

「先生、この子も私みたいに、ニキビを治してあげてよ」と。

一人の患者さんを一つの病気で延々とつなぎとめているようなやり方は、私には向かないし、実際そのような医療機関は、患者に見放されさびれていくだろう。

面倒がらずに、正しい指導と投薬を守っていれば、すぐにとはいかなくても必ず皮膚病は治癒に向かっていく。日々それを繰り返し、良くなった患者さんには「あなたはもう治ったから来なくていいよ」とどんどん卒業していってもらう。さもなければ新患を診られなくなってしまうからだ。

おわりに

「皮膚科は内科系なのか、外科系なのか」とよく聞かれることがある。大学病院や市中病院の外来表を見ても、病院によりどちらに属することもある。

大学病院では、各科に当直医がいるのでじんましんの急患を診るくらいだが、市中の病院では、外科系の当直では怪我の縫合もするし、内科系医師として当直すれば腹痛も診る。不思議といえば不思議な科だ。

しかし最近、皮膚科は外科系でも内科系でもなく「感覚器系」として括られるようになってきた。特に国立病院などではそうだ。たしかに眼科や耳鼻科ほど感覚器としてのイメージは強くはないが、皮膚はまさに感覚器なのである。

本書ではテーマを「かゆみ」に絞ったが、皮膚はそのほかにも、「痛み」「温度」「位置」「触覚」なども感知し、脳へ情報を送る大切な感覚器である。もちろん重要な免疫臓器でもあり、外界との境界をなすバリア臓器であることもおわかりいただけただろう。

臨床皮膚科医として毎日皮膚と相対していると、ときどき感じることがある。

ふだん皮膚は大人しく自分の役割を果たすべく黙々と働いているが、時に我々に強いメッセージを送ってくる。

昔から、皮膚は不必要に刺激すると「咎《とが》める」といわれている。ホクロやイボをいじっているとがんになったり、かさぶたや皮をむしっていると傷はいつまでも治らなかったり、じんましんは引っ掻いた爪痕どおりに腫れあがったり……。そして、その最たるものが、「イッチ・スクラッチサイクル」なのだ。

皮膚は基本的には素直な臓器なので、皮膚の声をちゃんと聞いて、真っ直ぐに対応してやれば「咎め」たりはしない。しかし、その声を無視して、皮膚がしてほしいことをしてやらなければ、反乱を起こす。原因の対策をせずにステロイドだけを塗り続ければリバウンドを起こすように。

そして皮膚は、いろいろな面で「心（精神）」とつながっていることがわかってきた。

これからさらに、未知なる皮膚の世界が解明されていくだろう。日々進化する免疫学、ＭＲＩやＰＥＴなどを使った大脳生理学、分子機構を解明する分子生物学の発展とともに。

皮膚科学は興味が尽きることがない奥深い分野なのである。

それがみなさんに伝えられれば、そして本書がお役に立てれば幸いである。

菊池　新

二〇一四年十月

参考文献

第1章

① Mochizuki H et al. The cerebral representation of scratching-induced pleasantness. J Neurophysiol 111: 488-498, 2014

② Hafenreffer S. Nosodochium, in quo cutis, eique adaerentium partium, affectus omnes, singulari methodo, et cognoscendi e curandi fidelisime traduntur. (Kuhnen B ed), Ulm, 98–102, 1660

③ Mochizuki H et al. Time course of activity in itch related brain regions: a combined MEG-fMRI study. J Neurophysiol 102: 2657-2666, 2009

④ Breneman DL et al. Doxepin cream relieves eczema-associated pruritus within 15 minutes and is not accompanied by a risk of rebound upon discontinuation. J Dermatol Treat 8: 161-168, 1997

⑤ Mochizuki H et al. Cortico-subcortical activation patterns for itch and pain imagery. Pain 13: 312-316, 2013

第2章

⑥ Mettang T et al. Uraemic pruritus—new perspectives and insights from recent trials. Nephrol Dial Transplant 17: 1558-1563, 2002

⑦ Togashi Y et al. Antipruritic activity of the κ-opioid receptor agonist, TRK-820. Euro J Pharmacol 435: 259-264, 2002

⑧ Ikoma A et al. Neuronal sensitization for histamine-induced itch in lesional skin of patients with atopic dermatitis. Arch Dermatol 139: 1455-1458, 2003

⑨ Kinkelin I et al. Increase in NGF content and nerve fiber sprouting in human allergic contact eczema. Cell Tissue Res 302: 31-37, 2000

第3章

⑩ Lack G: Epidemiologic risk for food allergy. J Allergy Clin Immunol 121: 1331-1336, 2008

⑪ Ekbom K, Restless legs; a clinical study. Acta Med Scand 158: 1-122, 1945

PHP新書
PHP INTERFACE
http://www.php.co.jp/

菊池 新［きくち・あらた］

1962年東京生まれ。皮膚科医、医学博士。1987年3月、慶應義塾大学医学部卒業、1995年7月、慶應義塾大学医学部皮膚科診療科医長・医局長・研修担当主任、1996年12月、慶應義塾学事振興基金（福澤基金）を得て、米国国立衛生研究所（National Institute of Health）へ留学。日本学術振興会海外特別研究員として、米国国立衛生研究所にて引き続き留学。1998年3月、留学を終え帰国。同年5月、菊池皮膚科医院開設。著書に『アトピーはもう難病じゃない』『「アトピー」勝利の方程式』（以上、現代書林）、『そのアトピー、専門医が治してみせましょう』（文春文庫）、『Dr. 菊池の金属アレルギー診察室』（東京堂出版）がある。

なぜ皮膚はかゆくなるのか

PHP新書 953

二〇一四年十月二十九日　第一版第一刷

著者――菊池 新
発行者――小林成彦
発行所――株式会社PHP研究所
東京本部――〒102-8331 千代田区一番町21
新書出版部 ☎03-3239-6298（編集）
普及一部 ☎03-3239-6233（販売）
京都本部――〒601-8411 京都市南区西九条北ノ内町11
編集協力 制作組版――株式会社PHPエディターズ・グループ
装幀者――芦澤泰偉＋児崎雅淑
印刷所 製本所――図書印刷株式会社

ISBN978-4-569-82136-8

ＰＨＰ新書刊行にあたって

「繁栄を通じて平和と幸福を」（PEACE and HAPPINESS through PROSPERITY）の願いのもと、ＰＨＰ研究所が創設されて今年で五十周年を迎えます。その歩みは、日本人が先の戦争を乗り越え、並々ならぬ努力を続けて、今日の繁栄を築き上げてきた軌跡に重なります。

しかし、平和で豊かな生活を手にした現在、多くの日本人は、自分が何のために生きているのか、どのように生きていきたいのかを、見失いつつあるように思われます。そして、その間にも、日本国内や世界のみならず地球規模での大きな変化が日々生起し、解決すべき問題となって私たちのもとに押し寄せてきます。

このような時代に人生の確かな価値を見出し、生きる喜びに満ちあふれた社会を実現するために、いま何が求められているのでしょうか。それは、先達が培ってきた知恵を紡ぎ直すこと、その上で自分たち一人一人がおかれた現実と進むべき未来について丹念に考えていくこと以外にはありません。

その営みは、単なる知識に終わらない深い思索へ、そしてよく生きるための哲学への旅でもあります。弊所が創設五十周年を迎えましたのを機に、ＰＨＰ新書を創刊し、この新たな旅を読者と共に歩んでいきたいと思っています。多くの読者の共感と支援を心よりお願いいたします。

一九九六年十月

ＰＨＰ研究所